"Toni Mathis - kein Guru, kein Zauberer, wohl aber Heilender. Ein Therapeut, der lebensnah und naturverbunden seiner Berufung folgt: Mit Demut, Können und Optimismus."

Harry Valerien

DEM KÖRPER EINE CHANCE

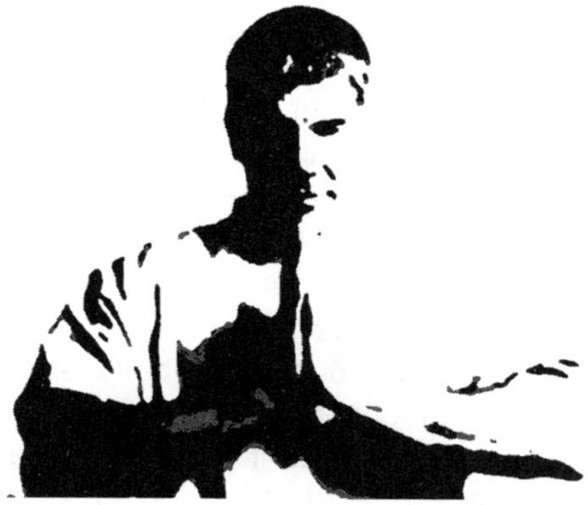

5 Tage, die das Leben verändern

Von Toni Mathis
und Detlef Vetten

Vier Flamingos • Rheine

Liebe Leserin, lieber Leser,

ganz schön schwer, ein gesundes Leben zu führen. In den meisten von uns nagt das schlechte Gewissen. Wir treiben Raubbau mit uns.. Wir vergiften uns schleichend. Wir lassen uns gehen und lassen es geschehen.
Bis es eines Tages, wie der Therapeut Toni Mathis es ausdrücken würde, "den großen Schlag tut" und wir auf der Nase liegen.
So weit muß es nicht kommen, sagt Mathis. Selbst nachdem es den Schlag getan hat, haben wir noch alle Möglichkeiten, uns mit eigener Kraft zurückzuführen in einen Zustand der körperlichen Ausgeglichenheit und Zufriedenheit.
Das soll in diesem Buch vermittelt werden.
Toni Mathis, einer der bekanntesten Therapeuten im deutschsprachigen Raum, hat vor mehr als zehn Jahren die "Gesundheitswoche" ins Leben gerufen. Seither rennt ihm die Kundschaft die Bude ein. Wer einmal dabei war, ist süchtig nach einer Wiederholung. "
Der Österreicher mit den "begnadeten Händen" hat vor allem drei Punkte im Programm seiner Gesundheitswoche: er arbeitet mit den "Kunden" körperlich; er vermittelt ihnen die Lust am gesunden Leben; er gibt die nötige Theorie in den Alltag.
Das soll auch in diesem Buch geschehen.
Werden Sie Beobachter einer Gesundheitswoche. Lernen Sie die Teilnehmer kennen, lassen Sie sich im Tagebuch ihre Geschichten erzählen. Und erfahren Sie, wie Mathis seine "Leuten" in wenigen Tagen wieder auf Vordermann bringt. Geschichten, die Mut machen.
Wer ist das überhaupt: dieser Toni Mathis? Tag für Tag erfahren Sie ein bißchen mehr aus dem Leben eines Mannes, der mit 20 einen Bandscheibenvorfall erlitt, und den damals schon die Ärzte als Krüppel abschrieben. Was hat er gelernt, woher nimmt er die Kraft, wie hat er seinen Weg gemacht? Eine faszinierende "Biographie"
Natürlich kann ein einziges Buch nicht die gesammelten Erkenntnisse wiedergeben, die der Therapeut Mathis in fast 30 Jahren Beruf gesammelt hat. Aber die Grundlagen fürs gesunde Leben, die Eckpfeiler auf dem Weg zur goldenen Mitte, sind hier niedergeschrieben.
Ob es sich um vernünftige Ernährung handelt, eine umfassende Rückenschule in Theorie und Praxis, die ultimative Ganzkörpergymnastik, oder allgemeine Tips zum Fitwerden und Fitbleiben – in "Service" sind sie aufgelistet.

Gib' Deinem Körper eine Chance
Die Gesundheitswoche des Toni Mathis

INHALT

Impressum:

Münsterstr. 86, D- 48431 Rheine

Umschlaggestaltung, Layout, und Satz:
Rüdiger Schulze, Filderstadt und Burkhard Sievers, Rheine
ISBN: 3-928306-20-0

Alexander Wurz, Formel-1-Shooting-Star:

„Als ich von meinem Rennstall zum Toni geschickt wurde, war er schon überall bekannt. Man hat gewußt, daß er etwas Besonderes ist. Manche haben gesagt, er ist ein Guru. Und die, die mit ihm zu tun gehabt hatten, schworen auf ihn. Als ich ihn also zum ersten Mal traf, war ich auf vieles gefaßt.

Sport war für mich schon immer wichtig gewesen. Ich bin im österreichischen Waldviertel aufgewachsen, war immer viel in der Natur unterwegs. Ich habe mich immer bewegt. Als Zwölfjähriger wurde ich BMX-Weltmeister; damals wußte ich schon, was es heißt, den Körper zu fordern.

Auch heute treibe ich – außer der Rennfahrerei – regelmäßig Sport. Ich kenne meine Fähigkeiten, weiß wie belastbar ich bin: Mein Ruhepuls liegt bei 36, der Rennpuls bei bis zu 170 Schlägen pro Minute, maximal kann ich mich bis zu 205 Schlägen belasten.

Und das mache ich auch. Ich hatte immer Spaß an der Bewegung und manchmal suche ich auch die Schinderei. Der Toni hat mir nun geholfen, eine innere Balance zu finden, die gerade in meiner Situation enorm wichtig ist.

Formel 1 kann ein ziemlich hartes Geschäft sein. Du jettest von einem Rennen zum nächsten, die Termine jagen einander. Manchmal könnte man meinen, man weiß nicht, wo einem der Kopf steht. Da ist es dann ganz wichtig, zu wissen, wie man seine Gelassenheit bewahrt. Beim Toni lernst du in den Gesundheitswochen eben nicht nur, was du für deinen Körper tun mußt, sondern auch, wie du mit deiner Persönlichkeit umgehst. Es kann nicht nur der Job sein und nicht nur das Geld. Du mußt begreifen, daß das Leben ein Geschenk ist.

Das bringt der Toni den Leuten bei. Ich bin immer wieder beeindruckt von dem, was während einer Fitneßwoche bei ihm abläuft. Da sind diese ganz unterschiedlichen Menschen mit unterschiedlichen Biographien und Lebenseinstellungen. Die kommen zusammen und kennen sich nicht; aber nach zwei Tagen ist es eine verschworene Truppe. Ich selber bin ein eher schüchterner Mensch und gehe nicht sofort auf andere zu. Aber bei der Fitnesswoche gibt es da keine Probleme. Wenn ich mich am fünften Tag von den anderen verabschiede, habe ich so ein Gefühl von Wehmut. Da ist unter den Leuten ein Verständnis entstanden, das man sich auch im normalen Leben wünschen würde.

Toni weiß, was er tut. Als ich ihn zum ersten Mal traf, hat er ohne großen Schnickschnack an einem Nachmittag alles Wichtige über mich herausgefunden. Eine Woche zuvor war ich medizinisch durchgecheckt worden. Die hatten mit ihren Instrumenten nichts anderes über mich herausfinden können als der Toni nur mit seinen Händen.“ Da wußte ich endgültig,

daß der Mann einmalig ist.”

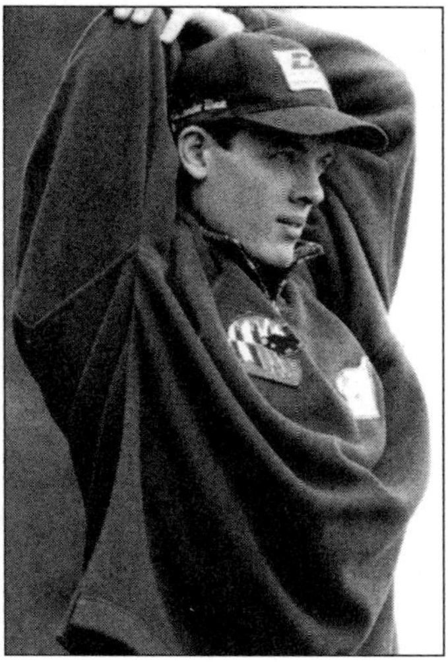

Bernd Schneider, Tourenwagen - Champion

„1986 war es, als wir nach Feldkirch kamen. Anreise an einem Sonntag, Beginn der Fitneßwoche am nächsten Morgen nach dem Frühstück. Toni Mathis hat uns gleich klargemacht, woran wir waren. Das ging ganz schnell. Wir hatten reichlich gefrühstückt – so, wie wir das gewohnt waren. Dann marschierten wir in Tonis Praxis. Er hat gemeint, wir würden mit ein paar Läufen an der Himmelsstiege beginnen. Naja, was soll ich sagen? Zweimal habe ich es geschafft; beim dritten Anlauf hat das Frühstück das Tageslicht wiedergesehen.

Mehr war nicht nötig, um uns aufzuwecken. Toni hatte uns eindrucksvoll demonstriert, was der Körper nicht akzeptiert und wonach wir uns zu richten haben. Das Beeindruckende an seinen Gesundheitswochen ist ja vor allem, daß man am eigenen Leib nachvollziehen kann, was er meint. Außerdem drückt er sich selbst vor keiner Übung. Du weißt, daß der, der das Sagen hat, alles mitmacht. Und du merkst, daß du beim Toni eine Menge lernen kannst. Er zwingt dir nichts auf; er gibt dir nur Anregungen. Bei mir persönlich war es so, daß ich heute sage: Bevor ich nach Feldkirch kam, habe ich über bestimmte Dinge gar nichts gewußt. Zum Beispiel über die richtige Ernährung. Oder über das vernünftige Dosieren des Trainings.

Ich lernte, daß es keinen Sinn macht, dauernd ans Limit zu gehen. Daß man sich nicht jeden Tag im Training ausreizen kann. Daß man nichts erzwingen kann. ‚Sturheit und Starrheit brechen sich selbst', sagt Mathis ja immer wieder. Er hat recht.

Mittlerweile war ich schon so oft bei ihm, daß ich es nicht mehr zähle. Im Vergleich zu meinem ersten Auftritt fühle ich mich heute viel fitter. Mathis hat mir gezeigt, wie effektive Arbeit am Körper aussieht. Ich trainiere täglich. Meistens laufe ich 40 bis 50 Minuten, mit einem Puls von 140 bis 145 Schlägen pro Minute; darauf folgt Krafttraining und vor allem ein intensives Gymnastikprogramm mit ausgiebigem Stretchen. Insgesamt bin ich gut zwei Stunden beschäftigt. Manchmal fällt es schwer, mich zu motivieren, aber ich habe gelernt, daß es sein muß.

Wenn ich aber zu den Gesundheitswochen nach Österreich reise, dann weiß ich, daß ich in der Gruppe eine Woche Spaß haben werde. Und daß ich – im Gegensatz zu sonst – öfter vom Toni ans Limit getrieben werde. Aber das ist okay."

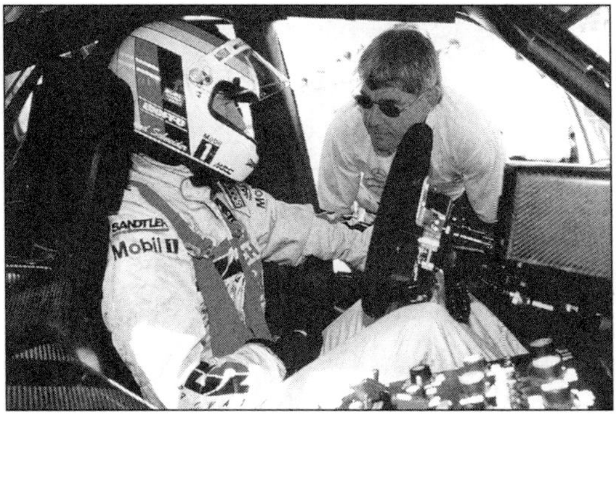

MONTAG

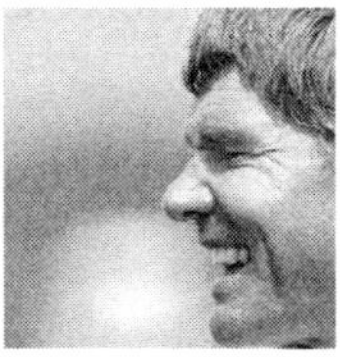

Mo

07.00 Uhr: Lockerer Waldlauf mit Gymnastik-Pausen. Anschliessend 25 Minuten Wassergymnastik und Sauna.

09.30 Uhr: Frühstück (Müsli, Vollkornbrot, Gemüserohkost, Früchte, Schnittlauch- und Paprikaquark, Molke, Kräuter- und Früchtetees, Wasser). Anschließend Ruhe.

10.45 Uhr: Vorstellung der Teilnehmer.

13 Uhr Mittagessen:

Ananas-Selleriesaft: Ananas schälen, Stangensellerie waschen und in Entsafter geben, mit Zitronensaft abschmecken.

Salatteller: Gurken, Tomaten, Champignons, Paprika in mundgerechte Stücke schneiden, mit Blattsalaten, Kresse und Schnittlauch mischen; das ganze mit kaltgepreßtem Olivenöl, Kräuteressig, Meersalz und Pfeffer abschmecken.

Gemüserisotto mit Morcheln (für vier Personen): 150 g Risottoreis, 100 g frische Morcheln oder andere Pilze, je 50 g Blumenkohl, Broccoli und Karotten; eine kleine Zwiebel; ein halber Liter Gemüsefond; Parmesan, Kräuter, Salz, Pfeffer. Die Zwiebel fein hacken, mit dem Reis anglacieren, das geputzte und kleingeschnittene Gemüse dazugeben, würzen und mit dem Gemüsefond aufgießen. Leicht köchelnd 15 bis 20 Minuten ziehen lassen.

Die Konsistenz, die dickflüssig sein sollte, wird mit dem Parmesan und den Kräutern abgeschmeckt.

Obstsalat aus Früchten der Saison.

15.30 Uhr: Flotte Wanderung mit ein paar kurzen Sprints auf den Bergstraßen hinterm Dorf.

17.15 Uhr: Wassergymnastik, anschließend Sauna.

19.30 Abendessen

Vitamincocktail: Frisches Obst der Saison mit Orangensaft, Melisse und Zitronensaft pürieren und durch ein nicht zu feines Sieb passieren.

Gemüsepunsch mit Kräutern: Karotten, Lauch, Sellerie und Blumenkohl in leicht gesalzenem Wasser kochen, bis das Gemüse schön weich ist. Den Fond mit Muskatblüte und Kräutern abschmecken und das gekochte Gemüse als Einlage beigeben.

Zanderfilets auf Zucchinisauce: vier Zanderfilets à 150 g; 400 g Zucchini; eine feinwürfelig geschnittene Tomate; acht Kartoffeln; Sesam, Petersilie, Basilikum.

Die Zanderfilets mit Meersalz, Pfeffer und Zitronensaft würzen, mit Olivenöl bestreichen und bei starker Oberhitze sieben bis zehn Minuten ins Backrohr geben. Die Zucchini gut waschen, in feine Scheiben schneiden, mit Olivenöl bestreichen, den feinen Tomatenwürfeln und dem feingehackten Basilikum andünsten und mit Meersalz und Pfeffer abschmecken.

Topfenfladen: 250 g Topfen (10 % Fett); 50 g Butter; drei Eier; 80 g Vollkornmehl; Honig, Vanilleschoten.

Zutaten zu einem weichen Teig verrühren, in der Pfanne und bei geringer Hitze kleine Fladen beidseitig braten und mit frischen Erdbeeren servieren.

Obstsalat: Erdbeeren und Pfirsiche fein schneiden und mit etwas Honig, Orangensaft und frischer Minze marinieren.

Werners Leiden

Bittere Erkenntnis, oder:

Mo Einer der besten Rennläufer der Welt

muß wieder von vorne anfangen.

Werner lehnt an der Bar und fühlt sich nicht besonders. Verstrubbelte Haare hat er, kleine Augen, noch keinen rechten Humor. Das ist nicht seine Tageszeit. Kurz vor sieben in der Früh'! Da scheucht man normalerweise keinen wie den Werner aus der Koje. Soll die arbeitende Bevölkerung fürs Bruttosozialprodukt „hackeln" – sein Ding ist das nicht.

Er ist Lebenskünstler. Immer gewesen. Schon als Sportler hat er grinsend zugesehen, wenn sich andere geschunden haben. Werner hat immer genießen wollen. Wenn etwas keinen Spaß macht, kann es auch nichts für ihn sein. Damit sollen sich andere herumplagen. „Hackeln" – Schmähwort für hartes, unlustiges Arbeiten – war ihm immer ein Graus. Wofür hat ihm der Herrgott eine Intelligenz geschenkt – wenn nicht dafür, daß er sie einsetzt, das lästige „Hackeln" zu vermeiden?

Warum soll einer wie er früh aufstehen? Wegen dem schönen Sonnenaufgang? Schmarrn! Wegen der Morgenstund' und ihrem Blattgold im Mund? Blödsinn! Da rollt er seinen schweren Leib lieber noch einmal auf die andere Seite und schlummert sorgenlos in den späteren Vormittag hinein. Der Rest wird sich schon finden.

Nun steht er – zerstrubbelt, unwach, matt – inmitten dieser Menschen in ihren Trainingsklamotten und täuscht Munterkeit vor. So habe er sich nicht mal gefühlt, als er damals in den Staaten mehrere Tage mit einem Kollegen durchgemacht habe. „Nein", sagt er, „das ist ein großer Unsinn, am Abend auf den Wein zu verzichten. Das verzeiht mir mein Astralleib nicht." Die Anderen wiehern. Eh klar. Werner – das weiß jeder, der mal mit ihm zusammen war – ist ein Steher an der Bar. Den wirft nichts um. Aber Werner und Mineralwasser – das kündigt den nahenden Weltuntergang an. Und gestern hat er sich einen Abend lang an einem Glas Perrier festgehalten. Jetzt verpaßt ihm sein Body die Quittung.

Irgendwie, sagt Werner, ist er hier fehl am Platz. „Das ist mir jetzt schon zu gesund. Wie lang haben wir denn noch?"

Toni Mathis hat sich hinter dem Koloß aus Lienz aufgebaut. Grinst. Mit seinem Stirnband, der Fleece-Jacke, den Leggins an den muskulösen Beinen hat Toni Mathis etwas Martialisches. Wie einer, der gleich zur Attacke blasen wird. Er nippt an dem Kräutertee und sieht auf die breiten Schultern Werners.

Hämische Frage: „So, Wernerle! Hast ausg'schlafn." Der dreht sich um, äugt auf Toni Mathis hinunter, murmelt etwas, das sich anhört wie „Ah, schau an, der Schleifer ist auch schon da" und wiederholt seine Frage: „Ich wollt' einmal wissen, wie lang wir noch haben."

Bis Freitag gibt es kein Entkommen, sagt der Toni und lächelt. Sind eh nur fünf Tage. Der Werner könnte ruhig das Dreifache vertragen. Langer Blick über den mächtigen Bauch des ehemaligen Skiprofis. Der Werner meint, dann wolle man es endlich angehen. Daß man es schneller hinter sich habe und zum Frühstück komme. „Weil, ich habe gehört, zum Essen gibt es hier erst was nach dem Frühsport. Ich meine, für die, die das überleben."

Ja, sagt Toni.

Trinkt noch einen Schluck Tee. „Auf geht's, Leutln", ruft er. Die Meute setzt sich in Bewegung. Schlurft, trippelt, tapst durch die Empfangshalle des Fünfsternehotels „Trofana Royal". Vorbei an den Dirndl-Schönheiten an der Rezeption, die ein bißchen amüsiert dreinblicken (das ist mal was anderes, so früh am Morgen). Die Frauen und Männer verlassen das Hotel durch die automatische Tür; draußen ziehen sie die Reißverschlüsse der Trainingsjacken zum Kinn hoch.

Es ist kühl. An den Berghängen rund um Ischgl hängen klamme Nebelschwaden, in den Straßen des Ortes regt sich kaum Leben. Eine solide Wolkendecke verdüstert das Morgengrauen. Unwirtlich ist es hier draußen. Werner fragt sich laut und zum wiederholten Male, welcher Teufel ihn bloß geritten habe, den Unfug mitzumachen.

Fünf Minuten später sagt er nichts mehr. Japst nur noch. Mathis trabt mit den 20 Menschen aus Ischgl hinaus. Zwei Kräne werden passiert, dann biegt die Gruppe nach links in eine Gasse, die sich zu einem Fußsteig verengt, der zwischen alten Bauernhöfen durchführt. Das Dorf ist zu Ende, der Weg steigt leicht an. Ein Freibad und die Tennisplätze, scharfer Knick nach links.

Nun geht es wirklich steil bergauf. 20 Meter sind nur im Gehtempo zu bewältigen. Danach winden sich die Menschen durch ein Viehgatter und traben auf dem Waldweg der Gemeinde Ischgl weiter. Der ist ziemlich eben und angenehm zu laufen. Viele der Frühsportler erholen sich ein wenig auf der Passage zum ersten Zwischenstop.

Werner nicht. Nach nicht einmal fünf Minuten leidet er schon grausam. Kalter Schweiß tritt auf die Stirn. Die Haut changiert zwischen hektischem Rot und besorgniserregender Blässe. Die Arme und die Beine schmerzen. Im Rücken ist ein Stechen, und der Atem will nicht mehr in die Lunge. Daß Schnaufen so schwer sein kann. Werner pumpt wie eine Maschine. Das kurze Steilstück nach dem Tennisplatz hat ihn völlig aus der Fasson gebracht. Nun verweigert sein Körper sogar den langsamen Trab. Werner ringt sich ein strammes Gehen ab; konstatiert, daß der Puls weiter fliegt, das Herz weiter jagt, der Atem immer noch zu flach ist.

Er hadert. Verflucht seinen unwilligen Körper. Ist wütend darauf, in diese Situation geraten zu sein. Warum, zur Hölle, mußte er sich damit konfrontieren? Um sich vor Augen zu führen, daß er ein Wrack ist? Im Grunde genommen weiß er das auch so, auch ohne diese Quälerei. Aber in seinem Alltag macht das nichts weiter aus. Okay, er kann keine zwei Treppenabsätze hochsteigen, ohne außer Atem zu geraten. Aber er will ja gar keine Treppen klettern. Er hat seine tollen Autos und seine Moto Guzzi, seine guten Spezl, seinen bestens assortierten Weinkeller, seine Stammkneipen und Luxusrestaurants, in denen er gern gesehen ist; er hat sein geselliges Leben; er weiß, wie man mit Geld umgeht und wie man zu Geld kommt. Was braucht er mehr? Treppen steigen – das ist doch kein Teil seines Lebens.

Doch im Augenblick funktioniert die Argumentation nicht. Im Augenblick leidet er – aber er zwingt sich, weiterzumachen.

„Das ist vielleicht eine Deiner letzten Chancen", hat Toni Mathis, der Freund, gesagt. „Wenn Du so weiterlebst, dann machst Du Dich kaputt. Überleg' es Dir." Da hat sich Werner dann angemeldet für die Gesundheitswoche in Ischgl. Soviele Freunde hatten ihm vorgeschwärmt. Daß man als Zivilisationskrüppel zum Mathis reise und nach einer Woche wie aus einem Jungbrunnen raussteigen würde. Daß der Mathis auch an maroden Körpern Sensationelles bewirken würde. Und daß einen nachher das Leben doppelt freue. Und außerdem tät es schließlich jedem gut, mal eine Woche ganz gesund zu leben. Kein Alk, keine Zigaretten, kein Kaffee, kein Streß – nur gesund halt. Naja, hat sich der Werner gedacht. „Im Juni ist sowieso nicht viel Geschäft. Melde ich mich halt mal an."

Er ist jetzt Letzter. Die Gruppe um Daniel, den Karatekämpfer und Assistenten Tonis, hat schon lange den ersten Stop erreicht, Langsamere trudeln auch ein. Werner schnauft am Ende der Kolonne hinter den beiden Alten her. Beide weit jenseits der 60; knorrige Männer, die einen strammen Marschierschritt dem langsamen Trab vorziehen und dabei ziemlich flott vorankommen. Sie atmen tief durch, scheinen die Bewegung zu genießen. Werner aber pfeift nur noch aus dem letzten Loch.

Ächzend trifft er auf dem kleinen Platz vor der Fahrzeughalle der Gemeinde Ischgl ein. Mathis kennt kein Pardon, läßt ihm nicht einmal eine Viertelminute Zeit zum Durchschnaufen. Gymnastik ist dran.

Nicht hart. Am ersten Tag geht Toni Mathis immer behutsam mit den Leuten um. Viele kennt er ja bereits – die haben schon an einer früheren Gesundheitswoche teilgenommen. Und da sieht er mit zwei Blicken, was sich bei ihnen verändert hat. Für die Beobachtung der „Neuen" nimmt er sich etwas mehr Zeit. Aus den Augenwinkeln sieht er, wie sie mit den Lockerungsübungen zurechtkommen, ob sie Kraft haben, wie gut sie bei Luft sind. Auf diesem Platz im Wald, während der ersten Gymnastikeinlage der Gesundheitswoche, konkretisiert sich das Bild, das sich Mathis von den Schützlingen macht.

Gabi, die aparte Hausfrau, die so sportlich aussieht und so wenig Vertrauen in sich selbst hat. Keine Bewegung ist ihr geheuer, zu jedem schnellen Schritt muß sie sich überwinden. Sie hat Angst vor sich selbst, kann nicht damit umgehen. Gabi ist in ihren Selbstzweifeln erstarrt. Das wird ein zähes Stück Überzeugungsarbeit werden.

Wolfgang, der skurrile Typ, aus dem Toni beim ersten Mal nicht recht schlau geworden ist. Immer schnell mit der Schnauze, kodderig und gleichzeitig verschlossen. Tut so, als könne er nicht bis drei zählen – dabei registriert er alles. Sparsam bis zum Geiz, dann wieder freigiebig und spendierfreudig. Auch diesmal stöhnt der Düsseldorfer, weil ihm angeblich jede Aktion bis ins Mark weh tut. Dabei hat er sich prima gehalten. Der wird wieder mal eine Bereicherung der Gesellschaft sein.

Stefanie, das Mädchen mit dem Bandscheibenvorfall. Eine harte Nuß. Mißtrauisch verfolgt sie den Vorturner Mathis, mißtrauisch fügt sie sich seinen Spezialanweisungen. Sie hat seit fünf Jahren Schmerzen im Rücken. Kann sich beschwerdefreie Tage gar nicht mehr vorstellen. Warum soll ihr gerade der Guru mit seinem kehligen Akzent – nicht mal richtig Hochdeutsch kann er und druckreife Sätze hat er erst recht nicht parat – helfen?

Franz und seine Frau, das Ehepaar, das so nett miteinander umgeht. Sie sind erst in letzter Minute zur Gruppe gestoßen. Franz, Spezialist für die Restaurierung alter Kirchen und von seinem Beruf aufgefressen, hat die Quittung für fahrlässiges Leben mit dem Streß präsentiert bekommen. Ist zusammengebrochen, die Ärzte haben körperliche Aktivität strikt verboten. Das Herz. Wenn er sich jetzt zu sehr belasten würde, könnten sie für nichts garantieren. Seine Frau rief bei Mathis an, der ihn einlud. Sicher, er dürfte sich nun nicht zuviel zumuten. Doch nichts zu tun, sagte Toni, sei genauso gefährlich. „Komm nach Ischgl, dann zeig' ich dir, was Du machen kannst." Jetzt steht Franz Seite an Seite mit der Frau und beugt vorsichtig den Rumpf.

Mathis blickt in die Runde, während er seine schneidigen Kommandos gibt. Einen bunt gemischten Haufen hat er da. Volker, den Sportvermarkter und ehemaligen Leistungssportler. Udo, den Hobby-Rennfahrer. Fritz, den millionenschweren Bauunternehmer. Johnny den Restaurantbesitzer, der nach einem Unfall beinahe im Rollstuhl gelandet wäre. Franz aus Davos, den sportlichen Hotelier.

Sie bemühen sich alle. Und wenn es der Toni auch locker angehen läßt, nimmt sie die erste Übung vor dem Werkhaus ziemlich mit. Sie prusten, keuchen, schnappen nach Luft. Sie müssen die Übungen nach der Hälfte abbrechen, weil die Sehnen zum Zerreißen gespannt scheinen. Manchmal geht bei einem gar nichts. Dann steht er da, in seinem Trainingsanzug, wie bestellt und nicht abgeholt. Verlegen guckt er den anderen, die sich geschickter anstellen, zu.

Werner arbeitet hart. Er akzeptiert die Herausforderung. Nun hat sein Gesicht eine gleichmäßig puterrote Farbe angenommen. Zumindest kommt er sich bei der Gymnastik nicht ganz so deplaziert vor wie bei der Joggerei. Er war in seinen besten Zeiten als Skifahrer ein geschmeidiges Mannsbild. „Grizzly", den Bären, haben sie ihn wegen seiner Größe und Wuchtigkeit genannt. Aber behende war er wie eine Katz'. Wenn er auf seinen Abfahrten über die steilsten Pisten der Welt hinunterhasardierte, konnte es kaum einer mit seiner Technik aufnehmen. Wie er es anstellte, vermochte er selbst nicht zu erklären – aber fiel immer wieder auf die Füße. Und im Training hat er alles gern gemacht, was mit Körperbeherrschung zu tun hatte. Nur anstrengend durfte es nicht sein.

Nun merkt er erstaunt, daß es mit der Gewandtheit ist wie mit dem Radeln: Ganz verlernen läßt sie sich nicht. Ein wenig atemlos machen ihn die Übungen, aber er kann mithalten. Manchmal ist der Bauch im Weg, aber ein Rest alter Geschmeidigkeit ist geblieben. Ab und zu fehlt die Kraft, aber die Koordination stimmt noch. Ein klein bißchen Körpergefühl von früher ist noch da – ein kleiner Funke Hoffnung vielleicht für den Mann mit dem runtergewirtschafteten Astralleib.

Zehn Minuten dauert das Warmturnen, dann teilt Mathis die Truppe. Die Sportlichen werden zum Joggen auf eine weitere

Strecke geschickt; die Schwächeren tun sich zum Waldwanderverein zusammen und stapfen mit forschen Schritten unter Lärchen und Fichten los.

Mo

Augenblicklich beginnen Werners Leiden von Neuem. Nur eine leichte Erhöhung des Schrittempos, und die Unannehmlichkeiten stellen sich wieder ein. Verschärfen sich, wachsen sich zu Beschwerden, zu Schmerzen aus. Er spürt seinen schweren Körper als Bürde. Der auf die Knie drückt. Der die Belastung im Rückenbereich nicht erträgt. Dessen Herz und Kreislauf die Akkordleistungen nicht bringen wollen.

Nach einer halben Stunde wird umgekehrt. Es ist ein weiter Weg heim, stöhnt Werner. Was soll er hier draußen im morgendlichen Bergwald? „Da gehören die Küh' her und die Förster. Aber nicht der Werner. Der Werner ist krank. Ich glaub', der Werner erlebt sein Frühstück nicht mehr."

Er hat recht damit, daß das Frühstück noch weit ist. Kurz vor Ischgl schließt die zurückkommende Sportlergruppe auf Werner und seine Gefährten auf. Man versammelt sich zur zweiten Gymnastik. Diesmal verschärft Toni die Anforderungen ein wenig. Redet, beiläufig, davon, daß er sie alle – „auch das liebe Wernerle" – zum Glühen bringen werde.

Da faßt sich der Werner in die Seiten richtet sich in seiner ganzen ächzenden Stattlichkeit auf und bescheidet den Toni: „Ganz wurscht, was des ist. Deine Scheiß-Glüherei kannst für Dich behalten. So weit kriegst Du mich nicht."

Er hat schließlich seinen Stolz.

Auch wenn es ihm mancher nicht glauben möchte: Er lebt einigermaßen in Harmonie mit sich und seinem massigen Leib. Bei ihm daheim in Lienz sagen sie, daß einer kein rechtes Mannsbild ist, wenn er keinen ordentlichen Bauch vor sich herschiebt. Ein „Ranzen”, eine „Wampe”, eine „Trommel“ ist an sich noch keine Schande – Hauptsache der Besitzer trägt sie in Würde. Und das tut der Werner.

Auch sein Auftritt am Pool des „Trofana Royal“ hat Stil. Wie ein römischer Feldherr stolziert er durch die Tür, läßt den schneeweißen Bademantel von den Schultern auf die Liege gleiten und präsentiert sich in voller Anmut. Riesiger Ranzen, breite Schultern, massive Beine. Nun sieht er schon fröhlicher drein als noch vor einer halben Stunde auf dem Rückweg aus dem Wald. „Gehma a bisserl planschen”, sagt er und wirft sich in den Pool wie ein übermütiger Schüler. Gewaltige Wasserverdrängung. Er spielt mit der Schwerelosigkeit. Rollt sich um die Längsachse, taucht ein Stück, krault ein Stück, fährt den Bauch an der Oberfläche spazieren und bläst kleine Fontänen in die Luft.

Conny erscheint. Unlängst ist er noch mit der Erstligamannschaft aus Feldkirch Österreichischer Meister geworden, hat auf seine alten Tage nochmal eine knüppelharte Saison hingelegt und die Gegner das Fürchten gelehrt. Nun arbeitet er als Co-Trainer in Mathis’ Crew. Wichtigster Job: Er leitet die Wassergymnastik.

Die Routiniers kennen ihn noch vom letzten Mal. „Oh”, sagt einer, „jetzt läßt der Conny gleich wieder den Feldwebel raushängen.”

Der pflanzt sich am Beckenrand auf. Verschränkt die Arme vor der behaarten Brust. „Morgen”, raunzt er. Hat Finsteres im Sinn. Das sieht jeder.

„Was ist jetzt los? Wollen wir heute noch zum Frühstück? Dann stellt’s Euch anständig hin. Jeder läßt seinem Nachbarn Platz. Und los geht’s.

JOG-GEN! Bewegt die Knochen. Ich will was sehen. JOG-GEN!

Und eins und zwei und eins und zwei. Hebt die Knie ans Kinn. Hoch damit. Laßt sie aus dem Wasser rauskommen. Nur keine halben Sachen machen.

Mo

Jetzt andersum: AN-FER-SEN! Hoch mit den Füßen bis zum Arsch. Ein bißchen schneller, wenn ich bitten darf. Noch 20 Sekunden. Zehn. Neun. Acht. Sieben. Sechs. Fünf. Vier. Drei. Zwei. Eins.

JOG-GEN. Und ausschnaufen. Was ist denn, Wernerle? Da pfeift der Straps, gell?"

Besonders komisch kann Werner das nun nicht finden. Er hat noch nicht gewußt, daß Wasser so anstrengend sein kann. Zwar schmerzen die Gelenke nicht, aber die Pumpe jagt ganz schön. Gesund kann das doch nicht sein, was Conny da will. Jetzt verschärft er sogar das Tempo. Läßt die Leute hüpfen. Auf den Zehenspitzen tänzelnd, dann wieder mit ganzer Kraft, daß der Körper bis zu den Oberschenkeln aus dem Wasser schießt. Ein Sadist ist das, wie er im Buche steht. Solche Trainer hat Werner schon zu seiner Aktivenzeit auf den Tod nicht leiden können. Die sind auch nicht auszutricksen. „Wernerle, ein bißchen mehr Gas, wenn ich bitten darf", brüllt der Affe und weiß dabei genau, daß Werner schon aus dem letzten Loch säuselt.

„Endspurt. Mit dem Rücken zum Beckenrand. Haltet Euch mit den Händen fest. Die Beine streckt Ihr weit in den Pool. Jetzt RAD-FAH-REN! Schöne runde Bewegungen. Langsam anfangen. Schneller werden. Gebt hundert Prozent – noch zehn Sekunden. Neun. Acht. Sieben. Sechs. Fünf. Vier. Drei. Zwei. Eins. Aus. Langsam austrudeln lassen.

Dreht's Euch um. Greift den Beckenrand, legt Euch mit gestreckten Beinen aufs Wasser und macht Kraulbewegungen mit den Füßen. Das Wasser schlagen. Ein bißchen mehr. Gleich gibt's den letzten Endspurt. Ich will es brodeln sehen. Wie im Haifischbecken bei der Fütterung. KRAU-LEN! Und zehn. Neun. Acht. Sieben. Sechs. Nicht nachlassen. Fünf. Wernerle, Gas! Vier. Wernerle, was ist, machst schlapp? Drei. So ein Trumm Mannsbild und kein Schmalz. Zwei. Nicht aufhören Wernerle. Eins. Aus. Wer jetzt keine Sterndln sieht, hat was falsch gemacht."

Fünf Minuten später hockt Werner in der Sauna. Es ist noch nicht mal neun Uhr morgens, und er fühlt sich wie durch den Wolf gedreht. Das Wasser läuft ihm über die haarige Brust. „Wenn ich so weitermache", sagt er, „dann falle ich hier vom Fleisch. Dann muß ich am Freitag aufpassen, daß ich nicht in den Gully rutsch'. Die reinste Fremdenlegion ist das hier. Hoffentlich gibt es was Gescheites zum Frühstück."

Klar sagt einer, der schon mal eine Gesundheitswoche mitgemacht hat. Das Frühstück ist immer sensationell. Vor allem auf die Molke freue er sich schon.

Molke? Werner hört wohl nicht richtig. Das Zeug, das bei ihm daheim in Lienz die Säue kriegen?

Ja, genau. Das ist einer der Renner während der Gesundheitswoche, sagt der Routinier.

„Kruzifix noch amal", grummelt Werner und sieht aus wie das Leiden Christi. „Wo bin ich da hingeraten?"

Der Unfall

Mo

Die Kindheit – der wilde Bub
Toni träumt von der
Karriere als Rennläufer – ein Unfall,
der alle Hoffnungen zerstört

Ein Widder! Am 10. April 1948 brachte Theresia Mathis in Rankweil einen Sohn zur Welt. Ein Mädchen hatte man schon, nun gab es also auch den Stammhalter. Stramm, rosig, mit kräftiger Stimme. Anton. Toni. Soweit war alles gut.

Aber es war eben ein Widder. Wie unkt die Astrologin Linda Goodman über ein Kind dieses Sternzeichens: „Es ist nicht leicht im Zaum zu halten. Das Widder-Kind wird vermutlich eher laufen können als die Altersgenossen. Mit der Disziplin sollte schon sehr früh begonnen werden. Passen Sie auf bei Verletzungen am Kopf oder im Gesicht. Zu Unfällen kommt es schnell bei einem Widder-Kind. Wenn sich irgendwo etwas Heißes und Verbotenes findet, wird das Kind seine Hand hineinstecken. Sie glauben, die Schmerzen werden ihm eine Lehre sein? Nicht diesem Kind!"

Der Bub wuchs sich raus. Es stellte sich heraus, daß er zwar nicht gerade ein Riese werden würde, aber schon bald zeigte sich seine Zähigkeit. Der ließ sich nichts vormachen. Probleme hat man mit dem Toni nicht gehabt, und seine Eigenständigkeit war allen nur recht. Gottseidank klammerte er sich nicht an Mutters Rock – es gab schließlich genug zu tun auf dem Hof.

Möglichst jeder mußte mit anpacken. Tonis Onkel und Tanten, die ihre kleinen Höfe in der Nachbarschaft hatten. Der Vater, die Mutter, die Großeltern. Und die Kinder. So eine Kleinländerei machte Arbeit und nochmal Arbeit. Der Großvater war ein Mann, dem die modernen Maschinen zeitlebens nicht geheuer schienen. „Für was brauchen wir einen Bulldog – wo wir zwei Pferde haben?" Also blieb man ohne Zugmaschine. Man hat gesät und geerntet, die 15 Milchkühe versorgt, mit den Pferden Fuhrarbeiten für Leute aus dem Dorf erledigt. Zu tun gab es immer etwas.

Mo

Ein beengtes Leben. Nicht im Sommer – da hatten alle draußen zu tun; aber wenn der Herbst übers Land kam, zog sich die Familie Mathis in die Kuchl des Hofes zurück. Hier spielte sich alles ab. Die Milch wurde vermessen, gesiebt, verkauft. Hier saß man mit den Besuchern zusammen um den grobgehobelten Tisch und redete über das Geschehen in Rankweil. Man versammelte sich um den Radioapparat und ließ sich berichten, was in Vorarlberg, in Österreich und im Rest der Welt passierte. Am großen Herd schuftete die Mutter.

Der Vater – ein bärenstarker Mann mit einer großen Naturliebe – hatte kein einfaches Leben. Seit er aus dem Krieg nach einem gewaltigen Marsch übers Eismeer zurückgekehrt war, konnte er sich nur noch mühsam in die Gesellschaft einpassen. Oft ist deswegen der Toni mit seinem Großvater zusammengewesen. Das war einer vom ganz alten Schlag. Den ganzen Tag lang hat er zu werken gehabt. In seiner beharrlichen Art hat er vorangemacht; der Buckel war vielleicht ein bißchen krumm, und zum Schluß hat auch die rechte Kraft in den Armen gefehlt. Doch wettgemacht hat der Großvater das durch seine Ausdauer.

Er kannte nichts anderes als die Schafferei. Wollte auch nicht einsehen, daß die Buben zum Fußballspielen gehen durften, wenn daheim noch Unerledigtes wartete. Der Toni kam von der Schule heim – und hatte schon einen Auftrag. „Geh', hilf' beim Melken; die Mama hat noch anderes zu tun. – Nach dem Essen packst auf dem Feld mit an. – Das Fuhrwerk steht draußen; lädst schnell einmal das Holz auf und fährst es zum Hauptlehrer; der wartet schon drauf."

Von wegen „schnell aufladen"! Bis das Fuder Holz sich auf dem Wagen stapelte, war der Nachmittag schon halb vorbei. Dann ging es im Kaltblüter-Schritt durch Rankweil, vorbei an den Klassenkameraden, die auf dem zugefrorenen Weiher Eishockey spielten, zum Hauptlehrer. Zurück auf den Hof, die Rösser ausgespannt, im Stall trockengerieben und mit Futter versorgt. Und wenn Toni aus dem Stall trat, dämmerte es. Wieder einer dieser Tage, an denen er nicht zum Spielen gekommen war.

Da er es nicht anders kannte, ärgerte er sich nicht besonders drüber. Die Klassenkameraden bewunderten ihn, weil er schon als Zweitkläßler allein ein Fuhrwerk lenken durfte; der Lehrer sah es dem Toni nach, wenn er mal bei den Hausaufgaben geschlampt hatte. Hauptsache, der Junge begriff das Prinzip, den Rest würde er sich schon noch aneignen. Denn das war allen schnell klar, die es mit dem Buben zu tun hatten: Der würde seinen Weg schon machen. Eigentlich hätte er gern die Höhere Schule besucht. Doch da meinten die Eltern nur, daß man sich solche Flausen noch nie in der Familie erlaubt hätte – und was das außerdem kosten würde! Sei es drum – irgendwas würde aus ihm werden. Sorgen brauchte man sich um den Mathis Toni nicht zu machen.

Ein bißchen zu wild war er. Brach sich das Bein und ließ sich die Schmerzen nicht anmerken. Schreckte vor keiner Mutprobe zurück. Immer in Bewegung, immer auf der Jagd nach etwas.

Nicht mehr zu bremsen, nachdem er sein erstes Paar Ski bekommen hatte. Alte hackstocksteife Holzlatten, an denen der nasse Schnee stollenhoch pappenblieb und die nicht so recht ins Gleiten kommen wollten. Doch das hat den Toni nicht geschert. In jeder freien Minute ist er an die steilen Hänge der Umgebung gezogen und ist gefahren, bis er wegen der Dunkelheit nichts mehr gesehen hat.

Toni ahnte, daß es das war: Skifahren, das konnte er wie kaum ein anderer in Rankweil. Ohne Trainer, ohne ordentliche Ausrüstung; nur mit der Wildheit im Kopf und seiner Zähigkeit. Als er sieben war, meldete ihn die Mutter zum Zwergerlrennen an (der Sohn hatte keine Ruhe gelassen). Er kraxelte sorglos an den vielen blauen und roten Stecken vorbei den Hügel hoch. Freute sich über die schöne Startnummer aus Stoff, die sie ihm um den Bauch banden. Rutschte im Starthäuschen bis ganz nach vorn und wartete, bis der Mann neben ihm seine Schulter losließ. Dann fuhr er – immer schön in der Rücklage – runter ins Tal. Mal zwischen den roten, mal zwischen den blauen Stangen durch, den Spuren hinterher, die schon im Schnee zu erkennen waren. Unten holperte er unter der Zielflagge durch. Das war eine Gaudi gewesen.

Bestzeit.

Mit zwölf bekam er richtige Skier. Von der Firma „Rauch". Schwer und lang. Dazu eine „Marker"-Bindung, bei der sich der Kopf seitlich auslöste. Ein Traum. Nun hielt im Winter keiner den Burschen mehr zuhause. Er schleuderte den Schulranzen in die Ecke, schlang das Essen runter, steckte einen Apfel in den Anorak. Toni stieg in die schweren Lederschuhe, schulterte die Skier, griff sich die Stöcke und stapfte mit den Freunden hinauf nach Furx. Geld für den Bus hatten sie selten, also mußten sie durch den Bergwald nach oben stiefeln.

Eineinhalb, zwei Stunden waren sie unterwegs, ehe sie die kahlen Hänge rund um den Skilift erreichten. Dort oben war es schön steil. Eine hohe Kuppe, nach der es einen weit durch die Luft trug. An diesem Hang trainierten auch die Cracks. Denen hat man staunend zugesehen, wie sie durch die Tore pfiffen. Zu ihnen wollte Toni Mathis gehören. Das waren die Burschen, die später mit dem Kader bis ins Ausland reisten und manchmal sogar nach Amerika oder Kanada flogen. Die schafften den Ausbruch aus ihrer engen Umgebung in eine große Welt, von der Toni nur eine Ahnung aber keine Vorstellung hatte.

Erstes großes Rennen. Europacup-Ausscheidung in der Bazzora. Mathis, der 14jährige, ließ sich vom Heimatverein melden, setzte sich in den Zug. Eine Busfahrt vom Bahnhof zum Start hatten die Teilnehmer des Wettbewerbs gratis; mit einem klammen Gefühl ließ sich der kleine Mathis nach oben kutschieren. Alle waren da: Der Pfefferkorn, der Bleiner, auch der Schranz Karl, der sich gerade einen Namen als Riesentorlauf-Spezialist machte. Sie hatten nicht nur die viel besseren Ski und die viel leichteren Schuhe, sie trugen die fescheren Anoraks und machten ein mutigeres Gesicht als der Neuling aus Vorarlberg.

Als er so oben in der Startregion herumstromerte, raunte ihm einer der Experten zu, er solle sich vor der gefährlichen Kuppe im unteren Teil der Strecke in Acht nehmen. Da hätte es schon viele geschmissen. Klang gar nicht gut. So recht wollte dem Toni Mathis kein Optimismus glücken. Hatte er da einen gehört, der mit Fingern auf ihn deutete und etwas von „vollen Hosen“ sagte? Nein, er mußte sich wohl getäuscht haben. Obwohl: Ein bißchen stimmte das ja, das mit den vollen Hosen.

Start. Die ersten Sprünge klappten wunderbar. Alles bestens. Sakrisch schnell war er unterwegs, jetzt war auch der letzte Rest an Angst verwischt. Bei Tempo 80 spürte er, wie ihn dieses Hochgefühl des sicheren schnellen Fahrens überkam. Jetzt die Kuppe, vor der er gewarnt worden war. Naja, breit war die Piste nicht, drei Skilängen, mehr nicht. Herrlich schneller plattgetretener Pulver, neben der Piste lag er frischgefallen kniehoch. Die Kuppe schwang sich auf. Toni Mathis setzte zur korrekten Kurve an, fehlerlos machte er das, an der Kante schnellte er aus der Eihaltung hoch, duckte sich in die Hocke zurück; „Vorspringen“ nennt man das, und wenn es einer kann, verhindert er damit, daß er zu weit durch die Luft katapultiert wird. Mathis konnte es. Wahnwitzig schnell, aber beruhigend flach raste er über die Kuppe. Was für ein Gefühl! Nun wurde die Piste leichter. Eine sensationelle Zeit würde das werden, das hatte er im Gespür.

Da stapfte diese Frau mitten in der Spur den Berg hoch. Sie konnte nicht ausweichen, und er hatte die Wahl. Sollte er sie niedermähen oder in den Tiefschnee hinaus lenken? Er driftete links von der Piste. Mit 60 Sachen in den Tiefschnee. Ein Reißen – er wurde in die Luft torpediert. Zwei Überschläge. Schwindelnde Orientierungslosigkeit. Toni blieb liegen. Ein stechender Schmerz in den Füßen.

Der Junge wischte sich den Schnee aus dem Gesicht. Wo war die verdammte Frau? Nicht mehr zu sehen. Er zog die Skier an den langen Fangriemen zu sich heran. Da hatte er die Bescherung! Beide Spitzen waren abgebrochen. Er stapfte zu der Stelle, an der sein Sturz begonnen hatte. Da steckten sie, mit glatten Sollbruchstellen. Er packte den ganzen Salat zusammen und wühlte sich am Rand der Piste talwärts. Im Minutentakt sausten die Rennläufer an ihm vorbei. Das machte zornig und traurig.

Im Tal verdrückte er sich still aus dem Zielgelände. Verbrachte die Zeit im Warteraum des Bahnhofs und hoffte, daß ihn keiner sehen würde. Es war ja schon schlimm genug, daß er jetzt keine Skier mehr hatte. Aber viel mehr drückte die Schande aufs Gemüt. Was würden die Anderen jetzt über ihn lachen! Den dummen Bauernbuben aus Rankweil, der es halt doch nicht kann. Vor lauter Schämen kam Toni gar nicht dazu, sich groß Gedanken über die

Schmerzen in seinen Knöcheln zu machen.

Zuhause ließ er die „Rauch"-Bretter an den Bruchstellen verleimen und machte sich umso verbissener ans Trainieren.

Die Schulzeit ging zu Ende. Was magst jetzt werden, fragte der Vater, der mittlerweile als Lkw-Fahrer untergekommen war. Die Mutter arbeitete in einer Weber-Fabrik. Man hatte zwar ein kleines Häuschen in Hohenems, wohin man umgezogen war, aber es war immer noch die enge Welt, aus der Toni raus wollte. Um jeden Preis.

Es hatte keinen Sinn, mit dem Vater über solche Träume – „Spinnereien" würde der nur sagen – zu reden. Wie der Weg genau für ihn aussehen würde, wußte Toni Mathis nicht. Aber er wußte, daß er ihn allein machen mußte. Immer noch glaubte er daran, daß ihn das Skifahren weiterbringen würde.

Da kam das Stellenangebot von „Kästle" gerade recht. Dort wurden vor allem Skier gebaut, und die Firma suchte einen Sportartikelerzeuger-Lehrling. Das gefiel dem jungen Mathis schon ganz gut. Manchmal kam der Karl Schranz vorbei – der selbst einen „Kästle" fuhr – und Mathis ließ sich nichts von dem entgehen, was der aufstrebende Star vom Arlberg zu erzählen hatte. Er merkte sich genau, wie die Kollegen in der Nationalmannschaft trainierten, mit welchen Tricks sie sich auf die Wettkämpfe vorbereiteten.

Und wenn der Schranz wieder weg war, kopierte Mathis in Hohenems die Methoden der Großen. Er bastelte sich ein eigenes Sommertraining. Beließ es nicht bei den Pflichtübungen, die der Verein anordnete. Nach der Arbeit quälte sich Mathis allein. Bei Bergaufläufen. Bei Abertausenden Kniebeugen mit Sandsäcken. Bei einem rustikalen Koordinationstraining. Er war überall dabei, wo Sport getrieben wurde. Im Judoverein, bei den Fußballern, bei den Boxern und Turnern. Und in der Arbeit hatte er auch nur mit Sport zu tun. Alles bestens. Einen Spalt stand die Tür zur großen Welt offen. Glaubte er.

Mo

Doch dann wurde sie wieder zugeschlagen, die Tür. Er war noch nicht mal ein Jahr im Betrieb, als der Laden dichtmachen mußte. Mathis, ohne Ausbildung, ohne Perspektive, ohne feste Pläne stand wieder auf der Straße. Er war knapp 16, ein kompakter, zäher Bursche. Eigentlich stand es in seinem Leben nicht zum Besten, aber das machte ihm nichts aus. Er würde sie schon noch aufstemmen, die Tür.

Außerdem besaß er den größten Reichtum, den er sich wünschen konnte. Einen Schatz, den er pflegte und schützte und schätzte. Ein Paar „Snowking". Plastik. Zwei Meter sieben lang. Eingelegte Stahlkanten. Gebaut für die Ewigkeit. Da konntest du ein Auto draufstellen, sie brachen nicht.

„Kästle" pleite! Nun gut, dann suchte er sich eben eine andere Skifirma. Die war zwar im Ausland, drüben in Wangen. Für Toni Mathis mit seinem Moped war das eine kleine Reise von Hohenems ins Allgäu – aber Hauptsache, er hatte wieder mit Sport zu tun.

Er lebte kärglich. Nur kaltes Wasser auf der Bude. Der Job war ganz in Ordnung, und der Chef hatte in Aussicht gestellt, daß Mathis nach der Lehre nach Kanada gehen dürfte. Dort würde er besser verdienen.

In der Zwischenzeit trainierte er wie ein Besessener. Im Winter fuhr er jeden Nachmittag mit dem Moped die 20 Kilometer hinüber nach Isny, wo sie an einem Hang ihre Torläufe steckten. Kein Training ließ er aus. Am Wochenende bepackte er das Zweirad – seitlich wurden die Skier angebunden – und tuckelte drei Stunden über klirrkalte Landstraßen nach Hause. Klamotten bei der Mutter abgeliefert. Rennkleidung eingepackt und zum Wettkampf. Am Sonntagabend ging es wieder ins Allgäu. Nur nicht über die Hetzerei klagen, Mathis sah ja die Fortschritte. Er fuhr erfolgreich. Nicht schön, das würde er nie lernen. Er behalf sich mit seiner Kraft, wo die Technik nicht reichte. „Eine wilde Sau ist er halt", sagten die Anderen und hatten einen Heidenrespekt.

Wäre alles anders gekommen, wenn Toni Mathis an jenem 6. Dezember '64 vernünftig gewesen wäre? Zusammen mit den Allgäuer Freunden trainierte er am Slalomhang in Isny – und die Anderen brachen wegen der Verhältnisse das Training ab. „Komm, laß' gut sein", sagten sie. „Das bringt nichts mehr hier. Da kannst ja gleich zum Wasserskifahren gehen. Wir machen Schluß."

Aber Toni Mathis wollte nicht aufhören. Er war nun schon mal hier, da würde er sein Programm auch zu Ende bringen. Noch einen Durchgang – dann wäre er sowieso fertig.

Es würde ein Durchgang zuviel sein. Vielleicht war diese eine Fahrt an diesem Nikolaustag der Knickpunkt in der Skiläuferkarriere des Toni Mathis. Hätte er sonst...?

Was soll das Nachkarten? Er ist damals den Hang bei Isny hinaufgekraxelt. Hat sich aus dem Starttor geschoben und durch den Kurs gekämpft.

Kampf und Krampf – das war es wirklich. Der Schnee war wegen langen Regens und milder Temperaturen aufgeweicht. Neben der Piste nur noch grundloser Matsch, zwischen Toren knöcheltiefer Sulz. „Haxenbrecher" sagen die Einheimischen dazu.

Er fuhr nicht mal schlecht. Kam an die allerletzte Kuppe. Wollte am Scheitel durch einen starken Stockeinsatz noch ein bißchen mehr Dynamik in den Schwung legen. Steckte die Stöcke ein, warf sein ganzes Gewicht darauf. Ein Stock brach. Mathis geriet in Vorlage, die Skispitzen bohrten sich in den weichen Schnee. Der schloß sich wie härtender Zement um die Skier.

Mathis konnte sich während des Unfalls selbst beobachten. Alles in ihm wußte, daß er mit seinem Körper nichts gegen die Physik setzen konnte. Er spürte, wie er sich drehte und drehte – aber der Ski mit dem rechten Fuß drehte nicht mit. Er fühlte etwas in sich reißen, splittern. Das ging langsam und tat weh. Unerträglich das Gefühl: Etwas ging kaputt.

Der Fuß schien nicht mehr zum Bein zu gehören. Verdrehtes Anhängsel. Toni, der sich mit sieben schon mal das Bein gebrochen hatte, wußte, daß man das gleich richten mußte. Also justierte er die Geschichte. Mit Stöcken schienten er und seine Freunde das Bein und transportierten ihn ins Isnyer Krankenhaus. Er ließ sich einen Gips anpassen, reiste nach Hause.

Hatte keine gute Phase. Daheim bekam er eine Hirnhautentzündung. War auch nichts Neues für ihn und seine Familie. „Es ist immer das Gleiche mit dem Buben", sagte die Mutter. Ein guter Junge, der Toni, aber er schien unter einem vermaledeiten Stern zu leben. Schon als Kind hat er alle Ärzte und Schwestern des Spitals gekannt. Und wenn er mal allzulange von der Schule ausblieb, ist die Mutter erstmal ins Krankenhaus. Oft war er dann dort. Mit eingebundem Kopf, großen Wunden. Einmal, das war im Winter gewesen, war er von einer Brücke in einen vereisten Bach gefallen und dort stundenlang liegen geblieben, die Nase nur knapp über der Wasseroberfläche.

Nun also wieder eine Hirnhautentzündung. Im vollkommen verdunkelten Zimmer rang er drei Tage lang. Dann ging es langsam wieder bergauf.

Auch der Fuß heilte schlecht und recht. Dafür fraß sich nun eine fürchterliche Akne in sein Gesicht. Wahrscheinlich hatte er die giftigen Dämpfe in der Wangener Skifabrik nicht vertragen. Die Ärzte schnitten und schnippelten, probierten Salben und Medikamente. Nichts half.

Er fühlte sich als Versuchskaninchen. Die Altersgenossen machten Karriere als Skirennläufer, er aber kam nicht so recht voran. Für den nationalen Kader reichte sein Können nicht mehr. Er war immer noch der arme Teufel aus Hohenems: mit den abgetragenen Klamotten, mit dem entstellten Gesicht, mit dem schlechtbezahlten Job. Und scheinbar ohne eine Aussicht auf Besserung.

Nach Mallorca flog er, wegen der Haut. Das wurde ein bißchen besser. Er arbeitete wie ein Besessener, tagsüber im Gastgewerbe, abends in einer Spedition. Er ließ das Skifahren nicht. Mit 20 hatte er eine ganz ordentliche Saison und hoffte, alles würde sich jetzt wenden. Wenn nur die schlimmen Schmerzen im Hintern nicht gewesen wären.

Toni Mathis verkniff sich das Jammern und fuhr die letzten Rennen zu Ende. In ein paar Wochen würde er nach England reisen – denn er hatte begriffen, daß einer der was werden will in der Welt, Englisch können muß.

Die Schmerzen nahmen nicht ab. Ein Arzt riet, Toni solle es mit regelmäßigem Laufen versuchen – das würde helfen. Toni lief lange und jeden Tag. Direkt nach dem Training fühlte er sich prächtig – eine Stunde später tat das Gesäß umso stärker weh.

Trotzdem fuhr er nach England. Niemand kannte in Bournemouth Toni Mathis, und er kannte keinen. Bei einem Lehrer nahm er die ersten Stunden, mußte aber wegen der Beschwerden schon bald aufgeben. Ein Chiropraktiker nahm 350 Schilling pro Sitzung, renkte einen Wirbel ein – geholfen hat es nicht.

Er magerte um zehn Kilo ab. Mußte in die Klinik. Die Ärzte

hängten ihn am Becken auf, versetzten ihn in einen 36stündigen Tiefschlaf.

Mo

Als er aufwachte, machte er sich mit der Umgebung vertraut. Es war ein ständiges Kommen und Gehen in dem 19-Betten-Saal. Alle Besucher brachten etwas zum Essen mit. Mathis, der ja keine Besucher hatte, merkte schnell, warum: der Krankenhausfraß war ungenießbar. Auf der Station war auch einer, dem mit der Nadel im Wirbelkanal herumgebohrt worden war, weil er ähnliche Schmerzen wie Mathis hatte. Der Mann lag 24 Stunden starr in seinem Bett, die Nadel im Rücken, Panik im Gesicht. Ob er je wieder auf die Beine kommen würde? Keiner schien sich so recht drum zu kümmern, um den Patienten herum wogte das Leben mit seinen Essensträgern und Kranken und überforderten Doktoren.

Einer kam zu Mathis ans Bett. Ließ ihn wissen, daß man an einem der nächsten Tage die Geschichte mit der Nadel auch bei ihm versuchen würde.

Toni verstand nur jedes dritte Wort. Doch das reichte. Er setzte sich mit seinem Lehrer in Verbindung. Der packte den Krempel des jungen Österreichers in dessen Renault und fuhr vor dem Hospital vor. Mathis humpelte zu seinem Wagen, stieg ein, drehte sich nicht mehr um und fuhr los in Richtung Osten.

Die Fahrt war ein Martyrium. In 28 Stunden von Bornemouth nach Hohenems. 12 Liter Öl in den kaputten Motor geschüttet. Einigermaßen schmerzfrei nur in einer bestimmten Position. Und zuhause sofort in die Klinik.

In Hohenems konnten die Mediziner nicht helfen. Da mußten die Spezialisten in Sankt Gallen ran. Ein großer Professor begutachtete den Rücken des 22jährigen und meinte, man müsse operieren.

Sonst würde Mathis schon bald im Rollstuhl sitzen. Ein bißchen aufschneiden, den Wirbel richten, und die Sache hätte sich. Der Professor war wirklich sehr freundlich und zuversichtlich. Mathis hatte großes Vertrauen. Endlich einer, der richtig helfen würde.

Am Abend vor der Operation erfuhr der Patient Toni M., daß ein Assistent den Eingriff vornehmen würde. Für den großen Professor reichte das Geld von der Versicherung nicht. Aber der andere Arzt würde schließlich auch sein Bestes geben.

Operation. Jemand schlitzte den Rücken des 22jährigen, der so große Träume hatte, auf. Der Wirbel wurde freigelegt. Durch das auseinandergespreizte Muskel- und Hautgewebe führte ein Chirurg Skalpelle und Tupfer und Schaber. Es wurde gekratzt und geschnitten und abgesaugt. In der Fachsprache hieß es, bei Toni M. wurde der Wirbelkanal ausgeräumt. Dann wurde der Rücken des Jungen wieder zugenäht und der Patient auf sein Zimmer geschoben.

Als er aus der Narkose aufwachte, war er ein Krüppel.

Mo

Es wird abgerechnet

Höchste Zeit, nachzudenken!

Der Körper kennt kein Pardon

Letzthin fiel mir eines dieser fabelhaften Magazine in die Hand, die ich nie im Leben von meinem eigenen Geld kaufen würde. Da wird schon auf der Titelseite das Wort „Fitneß“ in mehreren Varianten vergewaltigt. Eine Halbnackte ringelt sich um einen Halbnackten – schöne Menschen sind das. Unverschämt hübsch, aufreizend schlank, unglaublich durchtrainiert. Bei soviel Makellosigkeit möchte man sich selbst am liebsten gleich verkriechen.

In großkotzigen Buchstaben ist angekündigt, daß der Leser nach der Lektüre und mit einer klitzekleinen Aktion zu einem neuen Menschen würde. „Fit in 48 Stunden“ mit einer sensationellen Erfindung amerikanischer Wissenschaftler. Tolle Rezepte werden angepriesen, die in Nullkommanichts die Kilos schmelzen lassen. Ein Bauch wie ein Brett – no problem; ein Rücken, der alle entzückt – a must; der Busen eines „Playboy”-Models – why not? Was da nicht alles versprochen wird! Wer das Blatt kauft, ist in und hip und surft auf jeder neuen Welle mit. Und selbstverständlich wird vorausgesetzt, daß er einen tollen Body hat, beim Mitsurfen.

Die machen sich doch bloß lustig über uns! Ziehen uns die Kohle aus der Tasche und speisen uns mit Mogelpackungen ab. Sie tun so, als ob jeder diesen Superkörper haben kann – und wissen, daß ihn fast niemand haben wird.

In meinem Therapiezentrum lerne ich die Kehrseite der Medaille kennen. Da kommen sie an und wollen, daß sich auf die Schnelle an ihrem Körper etwas ändert. Ich soll Beschwerden wegzaubern, jugendliche Schönheit wiederherstellen, die Leistung im Schnellverfahren aufbauen. Der Mathis ist ihnen empfohlen worden, der macht das schon. Ganz billig ist er nicht – jetzt wollen sie auch was sehen für ihr Geld.

Dann muß ich ihnen erstmal klarmachen, daß es so nicht geht. Den Kopf zurechtrücken. Das passiert ganz schnell. Manchmal freilich nicht ganz schmerzlos.

Es gibt eine ganz simple Methode, herauszufinden – und den Kunden nachfühlen zu lassen -, wie er wirklich „drauf" ist. Ich schicke ihn die Treppen hoch.

Wir verlassen mein „Therapiezentrum", spazieren durch die Fußgängerzone von Feldkirch – die Menschen haben sich mittlerweile dran gewöhnt, daß der Mathis und seine Leute am hellichten Tag in Jogginganzügen bei ihren Wanderungen durch die Innenstadt zu sehen sind. Nach fünf Minuten stehen wir an der „Himmelsstiege".

Meistens schauen die Leute dann ziemlich betroffen drein. Ein Gesundheitsprogramm haben sie sich wohl so nicht vorgestellt: Was sollen sie, bitteschön, mitten in der lauten Stadt am Fuß einer furchtbar steilen Steintreppe, die nicht zu enden scheint? Frauen schlurfen vorbei und mühen sich mit ihren Einkaufstaschen hoch. Vielleicht toben ein paar Schulkinder leichtfüßig herunter, vielleicht hangelt sich ein Rentner langsam nach oben. Ein Ort zum Sporttreiben aber ist das allem Anschein nach nicht.

Spätestens nach der ersten Tour sind die Zweifel weg. Einmal auf der „Himmelsstiege" nach oben – und die Leute wissen, wie der Hase läuft. Die Vergangenheit, die soziale Stellung, das Vermögen des Einzelnen zählen nicht mehr. Hier gilt nur das Echo, das aus dem Körper kommt.

„Lauf einfach los", sage ich zu den Überheblichen. „Sieh' zu wie weit du kommst. Zeig' es mir, daß du ein toller Typ bist." Er wird starten wie ein Weltmeister, und irgendwo zwischen unten und oben wird er seine Grenze erfahren. Die Beine streiken. Der

Schnauf geht aus. Der Körper tut keinen Schnapper mehr. Müde wird sich der Held die letzten Stufen nach oben schleppen.

„Tu langsam", rate ich der Hausfrau mit Rückenschmerzen. „Teste, wie weit du mit der Belastung gehen kannst. Wenn es zu anstrengend ist, machst halt ein bisserl gemütlicher. Wir haben keinen Wettkampf hier." Sie wird vorsichtig angehen und sie wird sich plagen. Oben ist sie genauso in ihrem Grenzbereich wie der Ehrgeizling. Nur ein bißchen froher – weil sie sich überwunden hat und schon deswegen eine Zufriedenheit spürt, sich selbst besiegt zu haben.

„Bergaufgehen ist anstrengend, aber es schadet Deinen Gelenken nicht", sage ich dem Mann, der nach einem Unfall zur Rehabilitation nach Feldkirch gekommen ist. „Nimm die Skistöcke und stütz' Dein Gewicht ein wenig ab. Das hilft zusätzlich. Und jetzt hopp." Er wird argwöhnisch sein auf den ersten Stufen. Dann wird ihm sein Körper signalisieren, daß wirklich keine Gefahr besteht. Und der Rekonvaleszent wird das Kraxeln auf der „Himmelsstiege" genießen.

Einmal, zweimal, lasse ich sie hochlaufen, dann habe ich ein erstes Bild. Ist das Herzkreislaufsystem im Keller? Hat jemand Schwierigkeiten mit der Koordination? Keine Kraft? Kein Gefühl für den eigenen Körper? Wie gehen die Leute mit ihrer Erfahrung um?

Der Überhebliche versucht seine Erschöpfung zu vertuschen. Stützt sich, oben angekommen, kurz auf die Oberschenkel, bewegt sich aber gleich wieder ziemlich lässig. Verräterisch nur, daß seine Muskeln leicht zittern. Er hat weiß-rote Flecken im Gesicht und einen verlegenen Gesichtsausdruck. Wie einer, den man bei etwas erwischt hat, was er verbergen hatte wollen. Aber zugeben mag er seine Schwäche noch nicht. Na warte, Bursche, Dich kriegen wir auch noch!

Mo

Die Hausfrau weiß, daß sie etwas für sich tun muß. Hat keine Probleme, sich ihre Schwächen einzugestehen. Oben an der Stiege ist sie erstmal froh, es angegangen zu haben. Das sind, spürt sie, die ersten Schritte gewesen.

Der Mann mit dem Unfall wird wahrscheinlich der Glücklichste von allen sein. Vielleicht haben ihm die Ärzte prophezeit, er würde nie mehr richtig Sport treiben können. Eventuell hatte er sich selbst schon abgeschrieben. Er hat sich dem Selbstmitleid ergeben, ist versackt in der Lethargie.

Aber nun steht er – wie die Anderen – oben an der „Stiege". Für den Anfang ist das schon ein wundervolles Gefühl.

Sie alle haben das Zeichen gesetzt: Sie wollen an sich arbeiten. Mehr braucht's ja gar nicht. Jetzt müssen sie nur noch auf den richtigen Weg gebracht werden. Sie müssen sich selbst verstehen. Die Bedürfnisse ihres Körpers ebenso erkennen wie seine Grenzen. Die Einen brauchen eine Starthilfe für mehr Härte gegen sich selbst. Andere müssen gebremst werden in ihren unangemessenen Ansprüchen an sich. Viele haben einfach vergessen, daß sie einen Körper haben. Sie wissen nicht mehr, wie der funktioniert; wie er sich anfühlt; wie großartig es ist, ihn zu erleben.

Das Gleiche passiert vielen Leuten in der „Gesundheitswoche". Sie haben sich vergessen. Sie wissen nicht mehr, wofür sie sich eigentlich abstrampeln. Sie haben immer zu tun und sind die ganze Zeit mit wichtigen Angelegenheiten beschäftigt. Aber wenn du sie in einer ruhigen Minute mal fragst, warum sie das alles machen, bleibt ihnen die Antwort im Hals stecken. Ich meine jetzt nicht die Gäste, die nach einem Unfall zur Rehabilitation kommen oder denen noch der Schreck nach einer Verletzung oder nach schlimmen Beschwerden in den Gliedern steckt. Ich meine die, die scheinbar gesund anreisen und sich nur mal eine Woche Auszeit vom Alltag gönnen wollen.

Nach ein paar Tagen beginnen sie verstärkt über ihren Körper nachzudenken. Sie schaffen es auf einmal, sich selbst zu genießen. Dieses Gefühl, die Beine nach einer langen Wanderung langlegen zu können. Den Moment, in dem sie den inneren Schweinehund abblitzen lassen und sich selbst zu besonderen Leistungen zwingen. Sie freuen sich über die Müdigkeit am Abend; sie machen sich lustvoll über das Frühstück ohne Kaffee, aber mit vielen Körnern, her – solchen Hunger haben sie schon lange nicht mehr gehabt; sie nehmen befriedigt wahr, daß die Verdauung „marschiert“ wie schon lange nicht mehr.

Das ist dann der Zeitpunkt, zu dem ich mit ihnen gern einen gemütlichen Ausflug unternehme. Es wird nicht gejoggt und nicht gerannt. Der Kreislauf kommt beim Marschieren auf langsame Touren, das reicht. Die Leute sollen schauen, riechen, hören, sich selbst als einen Teil der Natur wahrnehmen.

Das tun sie auch. Sie reden über ihre Empfindungen., ihre Ängste und Hoffnungen. Sie erzählen, wie gut es ihnen tut, sich seit langem mal wieder nur mit sich selbst zu beschäftigen. „Das ist das ganze Geheimnis”, sage ich. „Der Mensch ist so deppert, daß er gar nicht merkt, was wirklich wichtig ist. Er schickt sein Auto jedes Jahr in die Inspektion, paßt immer schön auf, daß der Ölstand stimmt und die Reifen richtig aufgepumpt sind. Aber für sich tut der Mensch erst was, wenn er auf den Felgen daherkommt.”

Ist doch so! Wir nehmen den Körper erst wahr, wenn etwas nicht mehr stimmt. Ohne Sinn und Verstand fressen und saufen wir in uns hinein – so lange, bis der Magen vor Übersäuerung nur noch jault. Wir vergessen, was Bewegung ist. Nehmen den Lift für die Fahrt in den ersten Stock. Gehen gerade mal mit dem Hund abends einmal um den Block. Und wenn wir im Skiurlaub feststellen, daß uns nach einem Tag auf der Piste alles weh tut, dann wundern wir uns. Wir sitzen solange faul auf unserem Hintern, bis die Sehnen aufs Minimum verkürzt, der Kreislauf in den „roten Bereich" runtergefahren, die Muskeln zu untätigen, unfähigen Anhängseln geschrumpft sind. Wir verfetten. Alles kommt zusammen. Der Körper arbeitet nur noch im Notbetrieb, jede Anstrengung könnte ihn aus dem scheinbaren Gleichgewicht werfen – aber durch unsere Maßlosigkeit belasten wir ihn immer mehr, immer mehr, immer mehr.

Bis es den großen Knall tut. Dann wird gejammert und nach dem Arzt oder Wunderheiler geschrieen. Kein Gedanke daran, daß das alles nicht so hätte kommen müssen. Wir hätten uns nur rechtzeitig bewußt machen müssen, was für wandelnde Wunder der Natur wir sind. Wunder, die man begreifen und dann auch pfleglich behandeln muß.

Was macht das Leben aus? Gescheite Menschen haben festgestellt, daß mehrere Voraussetzungen für die Existenz des Menschen erfüllt sein müssen. Eigentlich, wenn wir es recht betrachten, brauchen wir gar nicht so kompliziert zu tun. Unser Leben läßt sich ziemlich leicht reduzieren auf Vorgänge und Eigenschaften, die zwar naturwissenschaftlich hochkompliziert, aber intellektuell noch nicht besonders anspruchsvoll scheinen.

Wir atmen. Sauerstoff kommt rein in den Körper, Kohlenstoff wird wieder an die Umwelt abgegeben.

Wir haben einen Kreislauf. Im ständigen Hin und Her wird Nützliches in alle Extremitäten transportiert und Abfall aus dem Körper herausgeschafft. Blut zirkuliert. Das Herz leistet als Pumpstation Dauerdienst.

Wir empfangen Signale aus der Umwelt und können darauf reagieren. Wir schützen uns vor Kälte, machen Alarmsysteme bei Hitze frei. Wenn wir uns in die Hand schneiden, reagieren die Erste-Hilfe-Komandos in uns und helfen die Wunde schließen. Wenn sich die Lebensumstände ändern, wenn neue Bedrohungen für das Individuum auftauchen, läßt sich der Körper etwas einfallen, damit fertig zu werden. Zum eigenen und zum Schutz der Nachkommen.

Wir verdauen, werten die Nahrung aus, scheiden das Überflüssige aus. Organe wie die Nieren tun klaglos ihre Dreckjobs. Energie wird gewonnen und im ganzen Körper verteilt.

Wir bewegen uns. Nicht nur von Punkt A nach B, beim Radeln, Schwimmen, Rennen, Schlittschuhlauf. Auch in uns – unsichtbar – ist ständig alles im Fluß. Vom Darm, der sich zusammenzieht und ausdehnt, übers pumpende Herz, bis in die kleinste Faser und den winzigsten chemisch ausgelösten Reflex in unserem Nervengeflecht.

Wir wachsen. Klar, wir werden größer – am Lebensende auch wieder ein bißchen kleiner. Doch daneben gibt es auch noch die Selbstverständlichkeiten wie das Wachsen von Haaren und Haut – oder aber von anderem Gewebe und sogar einigen Organen.

Wachsen. Atmen. Bewegen. Verdauen. So einfach und gleichzeitig so komplex. Alles ist miteinander verknüpft. Bricht ein Mechanismus zusammen, stürzt das ganze System ab. So einleuchtend und als Auftrag an den Einzelnen so verständlich.

Wer nicht für sich sorgt, sorgt dafür, daß er vor die Hunde geht. Da hilft ihm kein anderer aus der Pflicht. Hilfe gibt es in Notfällen

– wenn die Ärzte flicken, reparieren, medizinisch nachrüsten. Unterstützung kommt auch von Menschen, die Therapieren und Vorsorgen zu ihrem Beruf gemacht haben. Aber wenn diese Leute behaupten, sie könnten jemanden gesund machen, dann werde ich mißtrauisch. Wirklich effektiv ist nämlich nur die Hilfe zur Selbsthilfe.

„Wir wissen, daß Du nicht gut beieinander bist", sage ich zu meinem „Gast" nach dem Stiegen-Test. „Wir wissen auch, wo es im Argen ist. Jetzt werden wir gemeinsam nachdenken und ein Programm entwickeln, mit dem Du Dir helfen kannst. Und wir schöpfen zuerst alle natürlichen Möglichkeiten aus."

Wer sich keine Gedanken darüber macht, wird kaum glauben, wieviele Varianten des Gesund-Lebens er wählen kann. Er schmeißt alle Chemie in den Abfallkübel, vergißt die Spritzen und Pulver und Eingriffe in den Körper. Stattdessen besinnt er sich auf das, was den Menschen seit der Steinzeit aufrecht erhalten hat.

Wenn ich zuhause auf den Dünser Berg gehe, komme ich auf halber Höhe an einem kleinen Bauernhof vorbei. Bei fast jedem Wetter treffe ich den Großvater der Familie, der immer etwas zu tun hat. Holz machen, Gemüsebeet einsäen, Streu in den Stall schaffen, etwas am Haus reparieren. Ich bleibe auf einen kleinen Schwatz stehen und man unterhält sich über dies und das. Neulich hat er von seinem Enkel erzählt, der mit 15 ein Moped bekommen hat und sich jetzt nur noch motorisiert durch die Welt bewegt. „Der hat noch nie ein Fuder Heu den Berg hinaufgetragen", sagte der alte Mann. „Der hat überhaupt keine Kraft in den Knochen. Ich weiß nicht, ob das so seine Richtigkeit hat."

Natürlich ist es nicht okay. Der Enkel schafft mit Ach und Krach einen geschwinden Fußmarsch zum Haus der Eltern; der Großvater buckelt heute noch, mit seinen fast 80 Jahren, mit der Kraxe über die steilsten Hänge und kommt nicht außer Atem dabei. Ein bißchen morsch, hat er vor kurzem gemeint, kommt er sich zwar vor. Aber anmerken kann ihm das keiner. Außerdem ist das dumme morsche Gefühl weg, sobald er sich eingearbeitet hat. Dann läuft wieder alles wie geschmiert.

Ein Leben lang war er der Natur ganz nah. Obwohl er nie ein Buch über gesunde Ernährung in der Hand gehabt hat, machte er immer alles richtig. Was seine Muskeln brauchten, haben sie bekommen. Viel Fleisch hat man halt nicht gehabt. Das Gemüse und das Obst kamen aus dem eigenen Garten, oben in den Wäldern hat man Schwammerl und Beeren gefunden. Die Frau hat die Früchte eingemacht und einen Likör angesetzt, wie es ihn heute in keinem Feinkostladen gibt. Natürlich waren oft auch nur Kartoffeln oder Mehlspeisen auf dem Tisch. Man hat schließlich keinen Geldscheißer gehabt ...

Alles richtig gemacht. Ohne die Regeln zu kennen. Die Produkte waren so frisch wie möglich. Der Kalorienbedarf wurde gedeckt, die Kalorien verbrannt. Ein gesundes Geben und Nehmen ist das immer gewesen.

„Wir mußten immer arbeiten. Solange ich mich erinnern kann", sagt der alte Mann. Er hat sich nie überschlagen im Tempo. Das wäre sinnlos gewesen. Schließlich mußte er mit seiner Kraft haushalten. Was nützte es, wenn er das Ster Holz in Rekordzeit zu Scheiten gekloben hat – anderntags hätten ihm dafür die Arme weh getan. So ist er die Arbeiten in seinem Rhythmus angegangen. Langsam, gleichmäßig, ohne große Pausen. Von einer bedächtigen Sturheit waren seine Bewegungen.

Und er ist immer gut vorangekommen damit. Hat – ohne Instruktionen von Sporttherapeuten – immer die schützenden Kniebeugen beim Heben gemacht. Hat sich beim Bergaufgehen auf den Hacklstock gestützt und sein Gewicht mit der Armkraft abgefedert. Die Gelenke hat er geschont, so gut das eben möglich war. Und heute kommt er – ein bißchen krummgelebt zwar, aber immer noch aufrecht daher. „Manchmal hat's mein Enkel im Kreuz", sagt der alte Mann. „Deswegen braucht er ein Moped. Da kann doch was nicht stimmen." Zornig könnte ich werden, wenn ich beobachte, wie sich die angeblich so modernen Mitmenschen selbst verkrüppeln. Sie ernähren sich, als ob sie noch nie etwas von gesunder Lebensführung gehört hätten. Sie lassen sich gehen. Der Körper wird täglich, stündlich mißhandelt und seine Strapazierfähigkeit in immer neue Härtetests geschickt. Mit Vollgas ruinieren sich die Leute selbst.

Der Eine sagt, ihm geht es nur gut, wenn er zum Fernsehen ein Bier trinken kann. Der Andere ist nicht zufrieden, bevor beim Essen der Bauch nicht ordentlich spannt. Ich kenne Leute, die meinen, sie müßten ihren Körper schonen – dann hätten sie ihn am längsten.

Die Leute meinen, sie würden sich wohl fühlen in ihrer „Gemütlichkeit". Dabei vermodern sie von innen, sind wandelnde Mülldeponien, unbeweglich, runtergekommen.

Gleichzeitig träumen sie von der „Fitneß". Mit viel faulem Zauber ist ein mächtiger Kult um den ewig jungen, immer haltbaren, immer zur Hochleistung bereiten Menschen aufgezogen worden. Wer nicht „fit" ist, ist out. Und kann sich gleich die Kugel geben.

Aber wer ist schon fit? Die Models von der ersten Seite? Die Medaillengewinner von Olympia? Die Schlankheitskuren-Experten? Die Königinnen und Könige der Bodybuildingstudios? Sind das die Beispiele, an denen sich der Normalmensch orientieren muß?

In den Staaten haben sie jetzt einen Begriff für den Irrsinn gefunden: „Muskel-Dismorphie“ heißt die Krankheit, unter der immer mehr Amerikaner leiden. Am McLean Krankenhaus in Belmont/Massachusetts hat ein Arzt diese Menschen untersucht, die mit ihrem Körper nie zufrieden sind. Mehrere Stunden pro Tag klemmen sie sich in Bodybuilding-Studios unter die Geräte und bearbeiten ihre Bodys. Aber sie kommen nie an ein Ziel. Im Spiegel betrachten sie sich dauernd und empfinden immer großes Unbehagen bei dem, was sie sehen. Also trainieren sie weiter und finden sich weiter abstoßend. Ein teuflischer Kreis. Harrison Pope, der Professor, der diese Trottel unter die Lupe genommen hat, meint, sie litten unter einer „typischen Körperstörung der 90er Jahre”. Ausgelöst durch einen völlig fehlgeleiteten Schönheitswahn. Und durch eine Industrie, die aus jedem Trend das Letzte herausquetschen will. Wer nicht mitmacht, den bestraft das Leben.

Blödsinn! Vergeßt „Fitneß”, wie sie uns die Werbeprofis gern einreden wollen. Pfeift auf die ganzen Ideale! Kümmert Euch nicht um all das neumodische Glump! „Fitneß“ – wenn wir mal das Wort benützen wollen – funktioniert ganz einfach.

Keiner von uns soll zum Schlappsack verkommen, der schon beim Pingpong mit den Kindern das Herzsausen kriegt. Wir müssen aber auch realistisch genug sein zu wissen, daß wir keine Rekorde über hundert Meter rennen können. Sollen wir auch nicht. Wir sollen uns nur wohl fühlen in unserer Haut.

Der Weg führt durch die Mitte. Es gibt keine Geheimnisse, es gibt nichts Revolutionäres und keine Allheilrezepte oder Wunderkuren. Jeder kann das Pensum allein schaffen. Es braucht ein bißchen Disziplin, Energie und Zeit – das solltet Ihr Euch schon selbst wert sein.

GEBT EUREM KÖRPER EINE CHANCE!

Mo

Keine faulen Ausreden mehr

Gesundheitswoche, mal anders – Tips für Neueinsteiger – ein Fitneßtest, leicht gemacht – und die Gymnastik, Tag eins

Mal Hand aufs Herz: Wie geht's denn so? Prima, wenn Sie jetzt ohne Wenn und Aber antworten können, daß Sie sich prächtig fühlen. Sie sind fit, das Leben macht Spaß, Sie haben Freude an der Freizeit... Na, dann ist ja alles im Lot.

Wie bitte? So hundertprozentig stimmt es bei Ihnen nicht mit der Fitneß? Der Doc meint zwar, vom medizinischen Standpunkt aus könne er nichts finden. Ein bißchen mehr Bewegung aber würde vielleicht nicht schaden. Doch Ihnen graust es. Sporttreiben ist so anstrengend. Und außerdem sind Sie aus der Übung.

Na und? Sie müssen ja nicht gleich zum Hochleister werden. Versuchen Sie lieber mal die sanfte Tour. Entrosten Sie sich selbst – mit einer ganz privaten Gesundheitswoche. Was Sie brauchen, ist der Wille dranzubleiben, ein bißchen Disziplin und mindestens eineinhalb Stunden Zeit pro Tag.

Also, gehen wir's an:
Sie müssen sich nicht kasteien. Im Großen und Ganzen leben Sie wie bisher – nur ein paar Dinge sollten Sie beachten.

- Alkohol, Nikotin und Koffein sind tabu.
- Sie müssen Ihre Ernährung „abspecken". Keine Wurst, kein Fleisch, kein Geflügel, wenig Fisch. Gewöhnen Sie sich an fünf Mahlzeiten pro Tag. Morgens und mittags wird ordentlich aufgetischt; dazu kommen zwei Snacks zwischendurch und ein Abendessen, das Sie spätestens zwei Stunden vor dem Schlafengehen einnehmen. Orientieren Sie sich an den Rezepten, die Sie in diesem Buch finden.
- Wenn Sie es über sich bringen, dann entschlacken Sie doch vor der Gesundheitswoche ausgiebig. Zum Beispiel mit einem Obst,- Reis- oder Gemüsetag (wobei darauf zu achten ist, daß

Sie genügend Flüssigkeit zu sich nehmen). Das ist zwar dann ein Fitneßprogramm auf die „harte Tour“ – der Erfolg jedoch wird Sie entschädigen.

Mo

- Die Hauptsache: Bewegen Sie Ihren Körper. Am besten zweimal pro Tag je eine dreiviertel Stunde. Powern Sie sich nicht aus. Wen am Morgen nach dem Sport der Muskelkater plagt, der hat etwas falsch gemacht. So etwas kann mal passieren (im Eifer des Gefechts oder bei absoluten Neubeginnern), die Regel darf das aber nicht sein.
- Führen Sie ein „geregeltes Leben“. Sie kennen Ihren eigenen Biorhythmus am besten – stellen Sie sich darauf ein und versuchen, das Training in ihrer aktivsten Phase zu absolvieren. Kultivieren Sie Ihre Schlafgewohnheiten und gönnen sich die nötige Ruhe.

Nun ist es an Ihnen: Das Programm steht – Sie müssen es nur noch durchziehen.

Wie fit sind Sie?

Zu Beginn drei Übungen für organisch Gesunde, mit denen sie ihre Leistungsfähigkeit testen können:

Laufen Sie einen steilen Hügel oder eine Treppe (maximal 100 Schritte) zügig hoch. Absolvieren Sie den Lauf nach ein paar Minuten im selben Tempo. Schaffen Sie vier Wiederholungen, dann ist es okay.

Umgreifen Sie mit den Händen die Fußknöchel und beugen die Knie. Können Sie nun die Beine durchstrecken? Auch ein 45jähriger sollte das schaffen.

Damenliegestütz: Die Knie und die Zehen sind auf dem Boden; die Hände stützen sich in Schulterbreite ab und heben nun den Oberkörper an. 15mal sollten drin sein.

Das Programm

Tag 1: Warmlaufen. Joggen Sie vor dem Frühstück 20 Minuten. Wer „aus dem Tritt“ ist, wechselt zwischen Trab- und Gehphasen. Vor und nach dem Laufen sollte die Muskulatur jeweils fünf Minuten gelockert werden.
Nach dem Frühstück ein einstündiger strammer Marsch.
Vor dem Abendessen machen Sie zehn Minuten Gymnastik.

Tag 2: Eine Viertelstunde Laufen (inklusive Stretching) und eine Viertelstunde Gymnastik vor dem Frühstück.
Nachmittags wandern Sie mindestens eine Stunde.

Tag 3: 15 Minuten Jogging vor dem Frühstück.
Sie können doch schwimmen! Also, ziehen Sie bitte am Nachmittag im Becken 20 Minuten Ihre Bahnen, an einem Stück oder durch beliebig viele Pausen unterbrochen. Anschließend tut eine halbe Stunde Wassergymnastik Wunder. Danach geht's in die Sauna.

Tag 4: Wie Tag 2. Oder für ganz Willensstarke: Ernähren Sie sich heute nur von Reis (möglichst ungesalzen und nur mit Kräutern „gewürzt“) und ausreichend Mineralwasser (mindestens zweieinhalb Liter). Außer dem Morgen-Jogging steht nur noch eine leichte Wanderung auf dem Programm.

Tag 5: 30 Minuten Joggen vor dem Frühstück. Nachmittags ein strammer Marsch – zwei Stunden wären optimal.

Tag 6: Joggen und eine halbe Stunde Gymnastik. Badetag.

Tag 7: Lockeres Laufen. Nachmittags eine Stunde Sport nach Wahl.

So laufen Sie richtig

Mo

Erstaunlich, wieviele Erwachsene das Rennen verlernt haben. Schon bei kürzesten Sprints geht ihnen die Luft aus, sie spüren ein Stechen in den Waden. Dabei ist für einen Menschen mit intakten Gelenken das Laufen noch immer eine der gesündesten Sportarten. Hier für die „Lahmen" ein paar Tips, wie sie wieder auf die Beine kommen.

Ohne die richtigen Schuhe geht gar nichts. Die alten Turnschlappen gehören in den Müll. Wer mit Spaß joggen möchte, sollte sich ein Paar Laufschuhe leisten. High-Tech muß nicht sein. Sauber verarbeitete Markenmodelle ohne Einlagen; keine Leichtgewichte – die sind etwas für Profis.

Ziehen Sie sich warm an. Das hat auch den Vorteil, daß Sie rasch ins Schwitzen geraten.

Vor und nach dem Laufen sollten jeweils fünf Minuten Dehnen und Stretchen obligatorisch sein. Damit wird die Muskulatur gelockert, die Regeneration beschleunigt.

Das Lauftempo muß jeder für sich individuell gestalten. Für Anfänger gilt: Sie sollten sich während des Joggens noch mit einem Mitläufer unterhalten können, ohne ganz außer Puste zu geraten.

Stretchen für Jogger

- ❍ Sie stützen sich an der Wand ab, ein Fuß steht vor dem anderen. Nun wird das vordere Knie gebeugt (Füße flach auf dem Boden), bis in der Wade des anderen Beins der Dehnungsschmerz spürbar ist.
- ❍ Gerade stehen. Mit der Hand einen Fuß nach oben ziehen, bis die Ferse den Po berührt. Fünf Sekunden halten.
- ❍ Aufrechter Stand. Beide Hände umgreifen ein Knie und ziehen es an die Brust. Fünf Sekunden stehenbleiben.

So schwimmen Sie richtig

Tips fürs Brustschwimmen: Der Armzug führt bei abgewinkelten Ellbogen höchstens bis in Schulterhöhe. Dabei wird der Kopf zum Atemholen leicht aus dem Wasser gehoben. Führen Sie den Beinschwung knapp unter der Wasseroberfläche durch; danach lassen Sie sich einen Augenblick als „Torpedo“ gleiten.
Kraulen: Die Hände als „Schaufeln“ schieben das Wasser mit einer Fragezeichen-Bewegung nach hinten weg. Auf eine Armbewegung kommen zwei Beinschläge. Fürs Atmen wird der Kopf zur Seite gedreht.

DIENSTAG

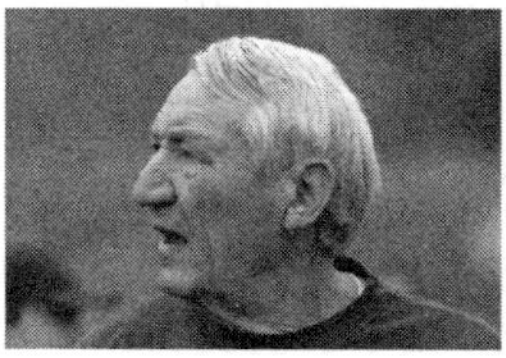

07.00 Uhr: Waldlauf mit Gymnastikpausen
08.00 Uhr: 25 Minuten Wassergymnastik, anschließend Sauna.
09.00 Uhr: Frühstück
10.30 Uhr: Vortrag Toni Mathis zum Thema "Der Rücken".
11.15 Uhr: Schnelle Talwanderung.

13.00 Uhr Mittagessen:
Apfel-Rotkrautsaft.
Püreesuppe von Karotten mit Kerbel: vier Karotten; eine kleine Zwiebel; ein Liter Gemüsefond; eine mehlige Kartoffel; Meersalz, Pfeffer, Kerbel, Olivenöl.
Die Karotten waschen, die Zwiebel hacken und in wenig Olivenöl andünsten; mit dem Gemüsenfond aufgießen, würzen und aufkochen. Für die Bindung gibt man noch eine roh geriebene Kartoffel dazu. Nun kocht man das Ganze, bis die Karotten fast von selber zerfallen. Dann püriert man die Suppe und schmeckt sie ab.
Spinatspätzle mit Blumenkohlröschen: ein Kilo Mehl; sieben Eier; 450 g Milch; 100 g Spinatgrün; ein Kopf Blumenkohl; Salz, Pfeffer, Parmesan, Muskat.
Alle Zutaten zu einem Teig verrühren und diesen durch ein Spätzlesieb in kochendes Salzwasser streichen, kurz aufkochen und mit den gekochten Blumenkohlröschen in Butter anschwenken und mit Parmesan vollenden.

16.00 Uhr: Eineinhalb Stunden intensive Gymnastik (Dehnen, Kraft, Koordination, Ausdauer, Stretchen).
17.30 Uhr: Wassergymnastik, Sauna, eventuell Massage.

19.30 Abendessen:
Gemüseterrine im Sesammantel: 500 g Topfen; 125 g Gemüsefond; zehn Blatt Gelatine; 300 g Rahm; Gemüse nach Wahl (kleingewürfelt und blanchiert); Salz, Pfeffer, Muskat.
Den Topf mit dem stark einreduzierten Gemüsefond und den Aromaten verrühren. Die aufgelöste Gelatine nach dem Gemüse dazugeben, den geschlagenen Rahm unterheben und abfüllen. Danach gut durchkühlen lassen.

Hirsenocken auf Kartoffel-Lauchragout: für die Hirsenocken 150 g Hirsemehl; 70 g Butter; zwei dl Wasser; ein halber Teelöffel Vollsalz; zwei Eier. Für das Ragout 500 g geschälte, würfelig geschnittene Kartoffeln; zwei Stangen Lauch (in Scheiben geschnitten); 50 g Rahm.
Das Wasser mit der Butter und einer kleinen Prise Salz aufkochen. Das Hirsemehl schnell einrühren und zirka fünf Minuten auf dem Herd abbröseln lassen. Den Topf vom Feuer nehmen, die Eier einzeln in die Masse einrühren. Klößchen formen und in wenig heißem Fett herausbacken. Den Lauch in Butter andünsten, mit dem Gemüsefond und dem Rahm aufgießen. Kartoffeln dazugeben und weichkochen. Mit frischen Kräutern abschmecken.
Obstsalat

20.30 Uhr: Yoga.

„Aufgegeben wird nicht“

Fritz erzählt – ein Unternehmer macht Karriere – harte Zeiten, aber immer ist da der Spaß am Sport – nun kommt das Alter, und die Ärzte wollen ihn in den Rollstuhl setzen – nicht mit Fritz!

Di

Für seine 72 hält sich Fritz wacker. Naja, vor einem Jahr sah das noch besser aus, aber heute ist er ja vor allem froh, daß er mit von der Partie sein darf. Wenn es nach den Ärzten ginge, bräuchte er an Hirngespinste wie das Sporttreiben keinen einzigen Gedanken mehr zu verschwenden. Denn für die Doktoren ist er ein zweifelsfreier Fall: zu alt, zu mürbe, ohne Perspektiven. Soll sich schonen, der Mann. Das hat er schließlich verdient. Seinen Körper hat er abgelebt, nun wollen sie ihn ins Senioreneck abschieben.

Aber Fritz spielt da nicht mit. Schmerzen sind für ihn kein Grund, die Flinte ins Korn zu werfen. Er wird arbeiten an sich, hart arbeiten. Er wird mit dem Toni zusammen trainieren. Der Toni sagt schon, was gut ist und was ihm nicht weiterhilft. Wäre ja gelacht.

Fritz wandert oberhalb der Gehöfte von Paznaun auf dem Steig in Richtung Galtür. Rechts schwingen sich steile Wiesen bis hoch zu den zwei imposanten Wasserfällen, links im Talgrund weiden die Kühe. Die Sonne reißt heute Fetzen in die Wolkendecke, und der Wirt des „Trofana Royal" hat gemeint, bei etwas Glück würde man von morgen an gutes Wetter haben.

Dem Fritz ist das eigentlich egal. Er nimmt die Natur, wie sie ist. Gutes Wetter, schlechtes Wetter – so ein Unfug. Das hat alles seine faszinierenden Seiten. Er war schon immer einer, den es nach draußen gezogen hat. Im Skiurlaub konnte es noch so stürmisch und ungemütlich sein. Er hat sich den dicken Daunenanorak geschnappt, hat die arktistaugliche Mütze übergezogen und ist in die ganz warmen Handschuhe geschlüpft. Und dann raus, die Bretter untergeschnallt und losgefahren. War doch immer herrlich, wenn der Schnee wie kleine Nädelchen im Gesicht prickelte. Und war es nicht wundervoll, wenn man am Abend ins Hotel zurückkam mit der Genugtuung, sich eine Menge Spaß erkämpft zu haben?

Einmal – das war drüben am Arlberg – ist er bei solch einem Hundewetter mit seinem Schwager und einem Skilehrer zu einer längeren Tour losgezogen. Herrgott, was haben sie sich geschunden! Die Aufstiege wollten und wollten nicht aufhören. Bei der Abfahrt hat man dann einen kleinen „Verhauer" gehabt und ist von der geplanten Route abgekommen. Bis in die Abenddämmerung hat man gefightet und – mal ganz ehrlich – man ist auch ziemlich auf dem Zahnfleisch dahergekommen zum Schluß.

Aber endlich war es geschafft. Man traf im Tal ein. Nicht ganz an der geplanten Stelle, doch das machte nichts. Während man auf ein Taxi wartete, gab es ein ordentliches Trumm Fleisch zwischen die Kiemen und einen süffigen Roten dazu. Das war dann ein herrlicher Abschluß eines herrlichen Tages.

Das ist noch gar nicht solange her. Drei Jahre? Oder vier? Egal. Die Ärzte haben gemeint, solche Dinge dürfe sich Fritz nicht mehr erlauben, wenn er noch ein paar Jährchen genießen wolle. Da hat er sich zur vollen Größe aufgereckt – er ist ein hochgewachsener, breitschultriger Mensch – und meinte: „Dann kann ich mich ja gleich eingraben lassen." So nicht. Nicht mit Fritz, dem ollen Pommern, der sich in seinem langen Leben nie etwas hat vorschreiben lassen. Er ist immer seinen Weg gegangen, wird es auch weiterhin tun. „Wenn ich die Sache nicht mehr selbst in der Hand habe, kann ich den Krempel ja gleich hinschmeißen. Neenee. So läuft das nicht."

Er und Toni kennen sich seit vielen Jahren. „Ich wußte immer, wie gut er mir tut", sagt Fritz und guckt zu den tobenden Wasserfällen hinauf. Er hat den Toni auch allen Freunden empfohlen, wenn die über ein Zipperlein im Rücken, in den Knochen oder Gelenken jammerten. Wenn es einer hinkriegt, sagte Fritz, dann der Toni.

„Da war diese junge Frau, die nicht mehr ein noch aus wußte. Eine Odyssee bei den Ärzten hatte sie hinter sich. Ein ganzes Jahr mußte sie schon so eine Halskrause tragen, aber es ist nie besser geworden. Wenn sie die Manschette auszog, dann plumpste ihr der Kopf zur Seite, als ob er nicht zu ihr gehörte. Schmerzen jeden Tag!

Die Doktoren und Professoren haben dies und das versucht, aber Erfolg hatten sie nicht. Im Gegenteil, mit der Zeit wurde es immer schlimmer. Die Frau hatte es einfach nur noch satt.

Ich kannte ihren Mann und sagte ihm, er solle seine Frau doch mal zum Toni schicken. Der Gatte war ein bißchen skeptisch. Ich kann das ja verstehen – wahrscheinlich habe ich wieder mal zu euphorisch von Toni und seinem Therapiezentrum geschwärmt. Das macht dann immer den Eindruck, als sei ich einem Wunderheiler aufgesessen. Der Toni kann ja keine drei Professorentitel und einen Forschungspreis und hunderte von Fachaufsätzen und so vorweisen. Ich kann nur sagen, er hat ein Verständnis für den Körper, das ich so noch bei keinem anderen erlebt habe; und er hat heilende Hände. Für Leute wie den Mann dieser kranken Frau muß so etwas erstmal suspekt klingen. Das ist schon okay.

Aber sie ist dann doch nach Feldkirch gereist. Abends um sechs kam sie im Hotel an, mit dem Ding um den Hals. Ist rüber in die Praxis zur ersten Untersuchung. Zum Essen erschien sie schon ohne die Krause. Und am nächsten Morgen hat sie den Sport mitgemacht.

Letztes Jahr trafen wir uns wieder. Sie macht Tonis Übungen und sagt, sie fühle sich fit wie nie. Mit dem Hals gibt es überhaupt keine Probleme mehr. Übrigens war mittlerweile auch ihr Mann beim Toni.

Oder diese junge Amerikanerin: War komisch gefallen, die Hüfte war raus; eine halbe Stunde, und der Toni hatte sie wieder eingerenkt. Er weiß die richtigen Übungen.

Nun führt der Weg ein wenig bergab. Fritz setzt die Skistöcke ein, bewegt sich ausgesprochen vorsichtig. Er will nichts riskieren, ist noch ziemlich unsicher. Toni hat gemeint, Fritz könne sich bergauf nach Herzenslust belasten (das würde die Muskulatur rund um den Rücken strecken und die Verspannung lösen helfen). Doch beim Runtergehen solle er langsamer tun. Und was Mathis anordnet, befolgt Fritz. Ohne Wenn und Aber.

Man sieht ja, wohin man kommt, wenn man meint, klüger zu sein als der Mann aus Feldkirch. Kurt, der kleine Schwabe, hat es am eigenen Leib erfahren. Eigentlich wäre er so gerne mitgekommen zum Wandern, aber der „Meister" hat ihm Hausarrest verpaßt. Das hat er von seiner Starrköpfigkeit und von seinem Ehrgeiz.

Gestern wollte er beim Morgenlauf unbedingt bei den Guten mithalten. Und verknackste sich prompt den Knöchel. Dabei hatte ihn Mathis beim Früh-Tee noch zur Seite genommen und ihm eingetrichtert, daß dies hier kein Wettbewerb sei. Er solle nicht auf Teufel komm raus mit der Spitzengruppe mithalten wollen. Der kleingewachsene Mann, der so gern nochmal 20 und ein begabter Sportsmann wäre, hatte genickt.

Und vergaß auch gleich wieder jeden guten Vorsatz. Mit Elan machte er sich auf die Strecke. Schon nach ein paar hundert Metern hatten die Ersten den Rest weit hinter sich gelassen. Daniel, der Karatekämpfer, schlug ein ziemlich flottes Tempo ein. Beim steilen Anstieg hinter dem Tennisplatz blickte sich Kurt um. Weit hinten konnte er die Anderen sehen, wie Sie sich mühten. Der dicke Werner war überhaupt nicht zu entdecken.

Aber was hatte Kurt auch mit Werner im Sinn? Er hat zwar die 50 schon weit überschritten, doch eigentlich fühlt er sich noch „wie ein Junger". Also, Zähne zusammenbeißen und an Daniel dranbleiben. Nur nicht „abreißen“ lassen. Das hat der nämlich aus dem Fernsehen gelernt: Wer den Anschluß verliert – „abreißen“ läßt, wie der Rennrad-Experte zu sagen pflegt -, der macht das „Loch nicht wieder zu“. No chance.

Nach dem Stopp an der Gerätehalle der Gemeinde und der Gymnastik, während der sich Kurt ein wenig erholte, wurde es schlimm. Mehr schlecht als recht hielt er mit den vier Anderen mit, die hinter dem Eishockeyspieler Conny und dem Karatekämpfer Daniel herhechelten. Nur der junge Autorennfahrer Tom, ein drahtiger 20jähriger, sah einigermaßen entspannt aus. Die Anderen mußten sich quälen. Vor allem Kurt, der mit weit aufgerissenen Augen und verzerrtem Gesicht mehr stolperte als lief. Schwerer Schritt, stoßender Atem, schmerzender Oberkörper.

Wendemarke. „So", sagte Daniel, „jetzt machen wir einen kurzen Sprint und dann laufen wir den Rest zügig bis zum Tennisplatz."

Der Zwischenspurt führte nur 40 Meter bergauf bis zu einem kleinen Fichtenbäumchen, danach fiel Daniel in Trab. Keuchend zogen die Anderen nach, nur noch vier konnten den Anschluß halten. Kurt fiel zurück. Er haderte, holte letzte Reserven aus den Beinen.

Beim „zügigen“ Lauf über den Waldweg passierte es. Unser ehrgeiziger Freund wollte über einen Bach springen, setzte zu kurz an, kam ungünstig auf einem glitschigen Stein auf. Verknackste sich den Knöchel.

Humpelte ins Hotel zurück und traute sich gar nicht, Toni Mathis von seinem Malheur zu erzählen. Er nahm noch an der Wassergymnastik teil, zog sich fürs Frühstück um. Die Schmerzen wurden schlimmer. Dann sprach er Mathis an.

Der war grantig. Er schaute sich beim Frühstück die Geschichte an und meinte: „Hascht es übertrieben?“

Na, da wartete Arbeit.

Jetzt würde er dem Burschen erst mal den unsinnigen Ehrgeiz abgewöhnen. Schickte ihn aufs Fahrrad und dann in den Kraftraum. „Der soll an den Gewichten soviel trainieren, daß er morgen einen Mords-Muskelkater hat. Manche lernen es nicht anders."

Doch heute morgen wollte Kurt schon wieder bei den Läufern mittun. Hausarrest, beschloß Toni und schickte Kurt an die Geräte. Nahm ihn bei der Wassergymnastik besonders hart ran. Danach stieg das Männlein aus dem Pool und fragte, ob es bei der Wanderung nach dem Frühstück in der ersten Gruppe...

Ein harter Brocken. Schwaben können rechte Sturschädel sein – es dauert bei ihnen länger als bei anderen, bis sie kapiert haben.

Seinen Frust über den ungelehrigen Adepten baute Mathis gleich in seinen vormittäglichen Vortrag ein: „Ich hab' es euch gestern schon erzählt. Aber einige haben es noch immer nicht begriffen. Wir machen hier keinen Leistungssport. Wer das nicht kapiert, bekommt seine Blödheit zu spüren. Wir haben einen Kameraden in der Gruppe, der Euch da einiges erzählen könnte... „

Nach dem Vortrag legte Mathis noch nach: Er baute sich vor Kurt auf: „Weißt, was Du machst? Nichts machst Du. Legst Dich aufs Bett. Du hast einen Schmerz im Körper. Den mußt Du auskurieren. Was willst Du? Die Muskeln aufwärmen? Das braucht es nicht. Da unten an Deinem Fuß hast du eine Temperatur von 38 Grad. Das langt. Ab aufs Zimmer!"

Kurt hat denn auch keinen Piep mehr gesagt, als ihn der Mathis zur Untätigkeit verdonnerte. „Du mußt für Deinen Ehrgeiz bezahlen", sagte Mathis. „Ich will, daß Du gesünder nach Hause fährst, als Du hergekommen bist. Aber vor allem will ich, daß Du lernst, daß Du keine 30 mehr bist." Ergeben nickte Kurt.

So kann der Toni eben auch sein, sagt Fritz. „Der wird fürchterlich böse, wenn man einen Unfug mit sich anstellt. Dann ist er schonungslos. Überhaupt nicht diplomatisch. Aber das finde ich gut. Da weiß ich, woran ich bin."

Es ist ganz erfrischend für ihn, einmal keinem Jasager gegenüberzustehen. Ungewohnte Situation für Fritz, der es sich angewöhnt hat, die Umwelt zu dominieren. Er diszipliniert sich und bändigt die Anderen.

Disziplin. Das Wort, das ihn begleitet hat. Mit Disziplin hat er seine Soldatenzeit im Krieg überstanden. Er hat sich an die Kandarre genommen, als es ans Studieren ging. Jeden Morgen um vier ist er aufgestanden, mit dem Bummelzug nach Frankfurt gefahren, hat gebüffelt, ist abends wieder heim. Schon damals begann das mit der Gymnastik. Er merkte, daß er besser in den Tag kam, wenn er sich nach dem Aufstehen ein paar Minuten abzappelte.

Das Turnen hat er beibehalten, auch als er Karriere machte. Er zog sein Bauunternehmen auf, dirigierte 120 Mitarbeiter, schmiß den Laden zusammen mit der Frau, erzog die Kinder zu ordentlichen Menschen. Streng ist er gewesen, preußisch korrekt. Er mag Schwäche nicht – am allerwenigsten bei sich selbst. Ist regelmäßig geschwommen, ein Stück an der frischen Luft gelaufen. Hat geturnt. Dann zog er sich an und ist ins Geschäft. Von fünf Uhr morgens an ging es rund.

Vor ein paar Jahren machte er die Firma zu Geld. Und erfüllte sich nach gelungener Liquidation den Traum von einer Riesenfarm in Kanada. Die läßt er bestellen, sieht ein-, zweimal im Jahr nach dem Rechten. Wenn ihm was nicht paßt, kann er immer noch ziemlich unangenehm werden. „Ich muß etwas tun. Ich muß etwas bewegen. Das ist mein Leben."

Nur kein Stillstand. Es mußte immer vorangehen für ihn, etwas mußte sich rühren. „Urlaub war immer eine Herausforderung. Ich wollte wissen, was mein Körper leisten kann. Beim Heli-Skiing, beim Klettern, beim Bergsteigen."

Di

Und dann gab es den Knacks. Irgendwas klappte nicht mehr. Fritz merkte: Sein Körper wurde alt. Fast auf einen Schlag ist es passiert.

Ich habe wegen des Rückens ein lahmes Bein. Im März spürte ich so ein Ziehen. Die Beschwerden kamen von einem Tag auf den anderen. Ich humpelte ein bißchen, und die Unsicherheit wurde immer größer. Das zog unten vom Fuß los, durch den ganzen Körper. Die Ärzte hatten keinen Namen dafür, konnten nichts feststellen.

Mensch, ist das die Hüfte? dachte ich mir. Bin ja schließlich schon 72. Ging zum Arzt, der das röntgte. An der Hüfte war nichts. Sagte er – aber geholfen hat es nicht. Die Schmerzen blieben, und die Beeinträchtigung ist immer unangenehmer geworden.

Ich zu einem anderen Arzt. Der hat das Rückgrat genau durchleuchtet, auch nichts. Er hat mit den Achseln gezuckt und mir zur Schonung geraten. Das könne auf jeden Fall nicht schaden. Kernspintomographie – auch nichts, außer dem Befund, daß der Spinalkanal etwas „zu" war. Nichts Ungewohntes in meinem Alter. Das hätte ich mir dann auch sparen können.

'Sie müssen mehr ruhen, nur nicht überanstrengen, bleiben Sie am besten viel liegen', rieten mir die Ärzte. Das wollte ich ja partout nicht. 'Operieren wollen wir nicht.' Na, das war ja auch nicht in meinem Sinn. Aufschneiden, finde ich, ist immer die allerletzte Möglichkeit.

Was habe ich gemacht? Den Toni angerufen. Naja, meinte er, das muß er abfühlen. Ich bin zu ihm hingefahren, er hat sich die Sache angesehen. Das war schon eine ganz andere Art, wie er sich mit dem Problem befaßt hat. Er hat lange und sehr gründlich meinen Rücken abgetastet. Quadratzentimeterweise hat er die Muskulatur untersucht, und ich habe gespürt, daß er mit den Fingern so tief griff, daß man meinen konnte, er sei im Körper drin.

Er fand heraus, daß die Wirbelsäule an einer Stelle verschoben war. Oberhalb der vier unbeweglichen Wirbel. Das hat er eingerichtet und dann gemeint: 'Du darfst nur bergauf gehen, nie runter.' Gab mir ein paar Übungen an die Hand, und ich bin guter Dinge wieder nach Hause.

Ich habe aber die Chose nicht so richtig in den Griff gekriegt, weil ich auch noch ständig andere Dinge zu tun hatte. Und weil es nicht so recht vorangegangen ist und ich mich mal ganz auf meinen Körper und mein Problem konzentrieren wollte, habe ich mich für die Fitneßwoche angemeldet.

Gestern hat er mich gleich behandelt. Diese Masse unter dem Knorpel hat er schon fast zurückgeschoben. Mittags gehe ich wieder zu ihm in den Massageraum. Zuerst massiert er die verspannten Stellen und an der unterversorgten Muskulatur. Das ist wichtig; soll mir helfen mich zu entspannen. Ich spüre die Hemmungen noch sehr ausgeprägt. Die Fortschritte sind sehr langsam, und ich will ja auch nichts kaputtmachen mit meiner Ungeduld.

Wenn ich den Berg hochgehe, spüre ich schon leichte Schmerzen. Ich weiß nicht, ob das nicht vielleicht die überanstrengten Muskeln sind. Ich darf das linke Bein nicht strecken und ich bin mir selbst unangenehm und im Weg. Aber es wird von Tag zu Tag ein bißchen besser; irgendwie werden wir das schon wieder hinkriegen.

Vielleicht hat der Wirt des „Trofana Royal" doch keinen so guten Riecher fürs Wetter. Der Himmel hat sich wieder zugezogen. Erste

Di

Tropfen klatschen schwer auf Fritz' Gesicht. Der wischt sie ungerührt weg. Er deutet nach vorn, wo die Anderen diskutieren, ob man nicht besser zurückgehen solle – der Toni hat es freigestellt. Keiner aus der Gruppe ist für Regen ausgerüstet, und schließlich soll sich niemand einen Katarrh einfangen. Man einigt sich. Dreht um.

Kopfschüttelnd hat Fritz die Szene beobachtet. So etwas gäbe es bei ihm nicht. Wenn er sich einmal etwas in den Kopf gesetzt hat, dann wird das auch durchgezogen. Zum Kuckuck, so ein bißchen Feuchtigkeit hat ihn noch nie abgeschreckt.

Aber da kannst Du nichts machen, sagt er. „So sind die Leute heute nun mal. Die geben viel zu schnell auf. Wenn ich so wäre, säße ich jetzt im Rollstuhl, und einer von meinen Leuten würde mich im Rollstuhl durch den Kurpark von Baden-Baden schieben."

Nein und nochmal nein! Nun zieht er das Bein sichtbar nach – aber er jammert nicht. Nur die Augen sind wegen der unangenehmen Anstrengung ein wenig verengt. Der Atem geht schneller. Reden will Fritz nicht mehr. Er hat jetzt genug mit sich selbst zu tun.

Der spitze Kirchturm von Ischgl kommt in Sicht. Ein paar beginnen auf dem abschüssigen Weg zu rennen. Nur heim ins Trockene. Aufs liebevoll eingerichtete Zimmer mit seinen Bauernmöbeln und dem Luxusbad, wo sie sich in der Wanne mit heißem Wasser räkeln und anschließend vor dem Mittagessen noch ein wenig aufs Ohr hauen werden.

Fritz marschiert, das linke Bein im Schlepptau, mit strammem Schritt in den Ort. In der Hoteleinfahrt bleibt er stehen. Der Regen pladdert, Fritz sieht aus wie ein begossener Pudel. Die dünnen grauen Haare hängen strähnig ins Gesicht. Ein bißchen müde wirkt der Millionär. Aber glücklich.

„Sicher bin ich happy“, sagt er. „Vor einer Woche habe ich mich kaum die Treppe runtergetraut, und heute geht es schon wieder in die Berge. Wenn das nichts ist!“

Di

Düstere Prognosen

Toni und die Bandscheibe – wenn sich die Ärzte erstmal über einen jungen Kerl beugen ... – die Lust der Doktoren am Schneiden – Mathis verliert seinen Glauben an die Götter in Weiß

Warum ist er damals nicht zusammengebrochen? Die Ärzte eröffneten ihm nach der Operation, daß er wohl nie mehr ganz gesund werden würde. Ein bißchen würde er durch den maroden Rücken immer eingeschränkt sein – auch wenn er fürs Erste brav die Rehabilitation absolvierte. Warum hat er nicht resigniert? Hätte Toni Mathis nicht allen Grund gehabt, die Flinte ins Korn zu werfen und dem Leben seinen Gang zu lassen? Mußte er immer noch strampeln und zappeln, weil er partout nach oben wollte? Er konnte ja nicht einmal genau erklären, wo „oben" für ihn war. Er wußte nur, daß sich etwas ändern mußte.

Aber erstmal mußte Toni Mathis umdenken. Er war gerade mal 22 – und von einer Karriere als Skirennläufer konnte er nicht mehr träumen. Die letzte Hoffnung hatte er im Krankenhaus von Sankt Gallen aufgegeben. Dort hat Toni Mathis eine der bittersten Lehrzeiten seines Lebens durchgemacht. Am eigenen Leib erfuhr er, was es heißt, wenn einer nur noch einen Bruchteil eines gesunden Menschen wert ist:

Es war der Tag vor der Operation am Rücken: Der Chefarzt kam mit wehendem Kittel ins Zimmer. „Na, wie fühlt sich der junge Mann heute? Alles bereit für morgen?"

Toni Mathis nickte. Es würde schon werden. Er hatte großen Respekt vor dem freundlichen Ordinarius, der ohne Zögern die Diagnose gestellt und die Lösung des Problems bestimmt hatte. Wenn der Herr Professor meinte, daß man aufschneiden muß, ja, dann hätte es wohl schon seine Richtigkeit.

„Mein Assistent macht das nicht zum ersten Mal. Es wird keine Komplikationen geben. Jetzt schlafen Sie gut – und morgen reparieren wir Sie. Wird Zeit, daß das mit den Schmerzen aufhört."

Wie bitte? Der Assistent? „Ich hatte gedacht, daß Sie mich operieren, Herr Professor.“

Neinnein, sagte der Professor, da sei etwas dazwischengekommen. Es gäbe da eine kleine Schwierigkeit. „Aber das ist ja auch nicht der Punkt. Wie gesagt, der Assistent ist ein Experte, der wird das prima hinkriegen.“

Dann wehte er aus dem Zimmer.

Toni Mathis lag – mit knurrendem Magen, weil er nichts mehr zu essen bekam am Tag vor dem Eingriff – in seinem Bett und machte sich Gedanken. Warum der Assistent und nicht der Professor? Na, ändern konnte er es nicht. Aber gut fühlte er sich auch nicht.

Der junge Mann war keiner, der jammert. Hatte er nie getan. Schon als Kind hatte er die Erwachsenen erstaunt, weil er nur ganz selten weinte. Beim Rumtoben – da war er dreieinhalb – fiel er so unglücklich von der Leiter, daß er sich den Schädel an der Basis brach. Er blutete fürchterlich, das Blut gerann an den Ohren und klebte klumpig am Kopf. Da heulte selbst er, ein bißchen zumindest – und die Erwachsenen wußten anfangs gar nicht, was sie mit ihm anfangen sollten. Dann setzten sie ihn auf ein Rad und schoben ihn drei Kilometer durch die Straßen von Rankweil hinauf zur Valduna-Klinik.

Einmal stürzte er in einen Bach und wäre dort fast krepiert. Nachdem ihn die Leute aus dem Wasser herausgezogen hatten, stieg sein Fieber im Nu auf 41 Grad. So konnte man den Buben doch nicht bei seinen Eltern abliefern. Man rieb Toni mit Schnaps ein, steckte seinen Schädel in einen lindernden Wickel. Als die Temperatur auf moderate 39 Grad gesunken war, wurde der kleine Mathis auf dem Rad nach Hause eskortiert.

Er war keiner, der lamentierte. Auch in der Klinik von Sankt Gallen verkniff er sich den Ärger über die Ärzte, die ihn zum Verschiebeobjekt auf dem OP-Tisch machten (der Professor mochte den Mathis nicht operieren, weil der Bub mit seiner stinknormalen Krankenkasse und seiner stinknormalen Krankengeschichte gänzlich uninteressant war; für so einen tat es auch der Assistent).

Stillschweigend ließ er sich für den Eingriff vorbereiten. Er redete auch mit niemandem über die Ängste.

Warum hatte es gerade ihn erwischt? Was würde sein, wenn er wieder aus der Narkose aufwachte? Würden die Schmerzen wirklich verschwinden? Würde er wieder Ski fahren können wie in alten Zeiten? Was taten die überhaupt mit seinem Rücken?

Und obwohl er widerspruchslos und scheinbar duldend alles über sich ergehen ließ – wie er am Abend von allen im Krankenhaus mit seinen Zweifeln und Sorgen allein gelassen wurde; wie er zur anonymen Wirbelsäule Nummer Nullachtfünfzehn wurde; wie die Doktoren den einfachen Patienten mit einer kruden Fremdsprache gänzlich verunsicherten – obwohl er scheinbar duldend das alles in Kauf nahm, registrierte der 22jährige Toni Mathis genau, was sie mit ihm anstellten. Die Herren in den weißen Kitteln verloren für ihn ihre Größe. Er spürte, daß er sie eigentlich verachtete; diejenigen jedenfalls, die ihr Metier wie einen Job versahen und bei denen er nicht ein Fünkchen Berufung erkannte.

Sie rollten ihn in den OP-Saal. Noch als er in die Narkose hinüberdämmerte, hörte er, wie sie lachten und witzelten. Über Autos unterhielten sie sich und über den Feierabend. Sie waren hervorragend gelaunt und hatten sich einiges zu erzählen – nur über ihn redeten sie nicht, während die Messer zurechtgelegt wurden.

Dann trat er weg.

Jahre später wird er als Beobachter bei Operationen am Rücken zugegen sein. Und er wird sich ausmalen können, wie es damals gewesen ist. Er wird das Gefühl haben, er könne eine Reise durch die Zeit machen. Zurück in den OP-Saal in Sankt Gallen:

Der Mann geht durch die Oberhaut, die Lederhaut, das Fettgewebe in den Rücken und tut seine Eisen hinein. Er legt Spreizer ins auseinanderklaffende Fleisch, Blut wird abgesaugt, der Wirbel freigemacht. Ein Stück Knochen bohrt er heraus. Jetzt kann er die Knorpelmasse am Wirbel erreichen. Mit einem Schaber kratzt er – solange, bis er die Substanz halbiert hat. Ein häßliches Geräusch gibt das; wie wenn du das Eis vom Autofenster entfernst. Nun werden die Geräte aus der offenen Wunde gesammelt und weggetan. Die Haut wird vernäht – eine zwölf Zentimeter lange, über der Wirbelsäule verlaufende Naht ist das – der Patient kommt aufs Zimmer. Es geht in einen anderen sauberen OP-Saal. Der Nächste bitte!

Toni Mathis wachte auf. Noch war der Rücken taub, noch ahnte der junge Mann nicht, was auf ihn zukam. Er lag brach, in seinem Kopf tobten die Gedanken. Immer wieder diese Frage: Warum gerade er? War er selbst schuld, oder hatte er einfach Pech gehabt?

Sein Denken drehte sich im Kreis. Er hatte alles nach bestem Wissen gemacht und jetzt war „das Kreuz im Arsch". Mit 20 hatte er Beschwerden im Rücken, wie sie sonst die 50jährigen beklagen. In der Familie konnte es nicht liegen. Der Großvater hat noch hochbetagt die schweren Fuder Heu in den Schober gestemmt. Der Vater hatte ein Kreuz wie ein Stier. Und auch er selbst war untersetzt, aber mit einem kräftigen Nacken und dicken Muskeln versehen. Weshalb jetzt dieses Mißgeschick, das ihm alle Perspektiven versaute?

Es würden noch Jahre vergehen, bis er begreifen sollte, was die Ursache für den Vorfall am dritten Lendenwirbel gewesen war:

Ich bin ein Beweis der These 'Sturheit und Starrheit brechen sich selbst'. Um als Skiläufer voranzukommen habe ich trainiert wie ein Besessener. Das Programm schaute ich mir bei den paar Bezugspersonen meiner Umgebung ab. Da gab es aber niemanden, der wirklich etwas von der Materie verstanden hat. Ich meinte, um ein Guter zu werden, müßte ich Kraft und Dynamik in meinen Körper hineinzwingen. Das Höchste der Gefühle war die Arbeit mit schweren Gewichten. Ich jubelte innerlich, wenn ich beobachtete, wie sich die Muskeln aufblähten. Daß ich von Monat zu Monat steifer und unbeweglicher wurde, habe ich nicht wahrgenommen.

Ich war ja kein großer Techniker; aber das störte mich nicht. Ich habe meine Defizite durch Kraft ausgeglichen. Wo andere den Sprung elegant abduckten, bin ich über den Buckel, ohne an die Folgen zu denken. Irgendwie würde ich das Ganze schon überstehen, weil ich in den Waden und Oberschenkeln die Kraft einer 'wilden Sau' hatte.

Genauso habe ich gearbeitet. Schon mit 14 hat mir mein Vater die Aufgaben für erwachsene Männer übertragen, und ich habe sie erledigt. Es war selbstverständlich für mich, mal 18 Kubikmeter Holz per Hand auf einen Hänger zu laden. Ich hätte es mir nicht zugestanden zu sagen, daß mir die Arme und das Kreuz weh tun. Lieber habe ich auf die Zähne gebissen und die Arbeit fertig gemacht. Dann haben die Erwachsenen gemeint, der Bub hat ein rechtes Schmalz in den Armen. Und mein Ehrgeiz hat Ruhe gehabt.

Damals hatte ich noch nie etwas von einem verkürzten Muskel gehört. Und von den Folgen, die so etwas haben kann. Heute ist mir klar, daß ich kontinuierlich an der Verkürzung und Versteifung meiner Muskulatur gearbeitet habe. Zuerst haben nur manche Bewegungen ein bißchen weh getan. Später setzte sich der Schmerz im

Hintern fest – und ließ mir nur Ruhe, wenn ich den Muskel durch Schwerstarbeit beim Training überlastete, überhitzte. Ich tat genau das Verkehrte. Ich rannte wie ein Irrer. 14, 18 Kilometer am Tag. Dabei bin ich kein guter, geschmeidiger Läufer und wegen der vielen Muskeln viel zu schwer gewesen.

Ich war total verspannt. Wegen der vollkommen falschen Bewegung verkürzten sich meine Muskeln immer mehr. Mein Körper versuchte sich durch Fehlhaltungen vor den Beschwerden zu schützen, im Rücken kam es zu unnatürlichen Konstellationen zwischen den Wirbelkörpern. Knorpelmasse drückte auf den Nerv.

Zwei Tage nach der Operation ließ sich der Chefarzt wieder blicken und eröffnete dem jungen Patienten wohlwollend, daß alles nach Wunsch verlaufen sei. Der Wirbelkanal sei frei, nun könne er ohne Schmerzen an der Wiederherstellung seiner Mobilität arbeiten. Dazu solle er sich brav den Anweisungen der Fachkräfte fügen – „dann wird das schon wieder mit Ihnen."

Wie ist es mit dem Sport, fragte Mathis.

Der Herr Professor krauste die Stirn. „Es ist jetzt nicht der Zeitpunkt, an Sport zu denken", meinte er. „Sie müssen sich nun auf Ihre Gesundheit konzentrieren. Bringen Sie erstmal die Therapie in der nächsten Woche hinter sich, dann sehen wir schon weiter."

Rauschte aus dem Zimmer.

Nett war sie ja, die Physiotherapeutin in der Klinik von Sankt Gallen. Und sie wollte auch wirklich helfen. Gerade dem jungen Mathis, der mit Ausnahme seines Rückens so einen intakten Körper hatte. Aber was sollte sie ihm beibringen?

Mathis, mittlerweile durch die ganze Behandlung mißtrauisch geworden, ahnte, daß diese Rehabilitation für ihn nicht das Wahre sein konnte. Zusammen mit sieben, acht anderen Patienten schlurfte er morgens in den Raum mit den Gymnastikmatten und mit den Turngeräten. Vor allem ältere Herrschaften waren sie – die Therapeutin begrüßte sie und begann ihre netten Spielchen. Ließ die Patienten auf dem Boden liegen und manipulierte ein wenig. Nur nicht zuviel fordern. Toni Mathis mittendrin hob und senkte die Beine und wußte, daß ihm diese Spielereien nicht weiterhelfen würden. Er drehte sich auf dem Gleichgewichtsteller und jonglierte den Stoffball und legte die Beine hoch. Er hörte sich an, wie er in Zukunft Gegenstände aufzuheben hätte, wie er aus dem Auto steigen sollte, was er zu tun und lassen müßte. Rückenschonend sollte sein Alltag sein. Er sollte sich vorsichtig und umsichtig bewegen. Sonst...

Schön und gut, dachte er. Aber das konnte doch nicht alles sein. Er ärgerte sich darüber, wie gleich alle behandelt wurden. Die alte Dame mit ihrer kaum funktionierenden Muskulatur wurde zu den gleichen Übungen angehalten wie er. Er, der durchtrainierte Sportler, mußte seine Übungen nach der gleichen Anzahl von Wiederholungen abbrechen wie der kurzatmige Zigarettenraucher und Biertrinker aus seinem Zimmer. Nur weil sie alle den gleichen Defekt am Rücken hatten. Das konnte doch nicht die angemessene Behandlung sein.

Nach der gymnastischen Therapie wurden die Patienten ins Bewegungsbad geführt. Sie wanderten ein bißchen durchs Wasser planschten, stellten sich kurz auf die Zehenspitzen. Immer schön sacht – nur nichts übertreiben. Sie trockneten sich ab und begaben sich zurück aufs Zimmer. Das war am frühen Vormittag. Bis zum nächsten Morgen waren sie entlassen. Keine Therapie, keine Massage, keine Anwendungen. Sie lagen in ihren Betten und warteten auf den nächsten Tag, an dem sie wieder eine dreiviertel Stunde für ihre Gesundheit arbeiten durften.

Der Patient Mathis fühlte sich mies. Sein Kreislauf – an hohe Belastungen gewöhnt – sackte in den Keller. Depressionen machten ihm zu schaffen. Aber vor allem steigerte sich sein Groll. Langsam wuchs sich seine Krankengeschichte zu einem Horrortrip aus.

Begonnen hatte die Odyssee mit dem Arzt, der ihm wegen der Schmerzen im Hintern geraten hatte, er solle möglichst viel laufen. Er hatte sich gefügt, und was war geschehen? Nach einer Weile konnte er kaum noch gehen. In England hatte ihm ein sogenannter „Experte“ für 350 Schilling pro Sitzung die Gliedmaßen verdreht – und danach konnte er kaum noch sitzen. Im Krankenhaus von Bournemouth hängten sie ihn in eine monströse Apparatur, wollten seine Wirbelsäule taub spritzen – wenn er nicht die Flucht ergriffen hätte, läge er da wohl immer noch wie ein Maikäfer auf dem Rücken und müßte den Spitalfraß in sich hineinwürgen. Der Chefarzt in Sankt Gallen mochte ihn nicht operieren, weil der Bauernbursch Mathis mit seinem ganz gewöhnlichen Bandscheibenvorfall nicht interessant und nicht wohlhabend genug war. Und die Therapeutin verpaßte ihm ein Programm, das auch der Greis nebenan absolvieren mußte.

Fortschritte waren nicht zu erkennen. Nun gut, die Schmerzen zwackten nicht mehr. Aber was war der Preis? „Vergessen Sie den Sport“, hatte der Professor gesagt und gar nicht über die Tragweite nachgedacht. Sport war die Hoffnung des Toni Mathis gewesen. Seine Leidenschaft. Das Mittel, mit dem er sich hatte hocharbeiten wollen. Sport war das gewesen, was er immer gekonnt hatte. Den Sport vergessen! Mit gerade mal 22 Jahren.

Es war an der Zeit, zum ersten Mal im Leben Inventur zu machen. Bis jetzt hatte Toni trotz aller Rückschläge an sich als Skirennläufer geglaubt. Er hatte alles auf diese eine Karte gesetzt – doch nun stach die Karte nicht.

Was anfangen? Wieder in einer Skifirma Schichtdienst schieben? Die Ochsentour als Sportartikelexperte antreten? Das wollte er nicht mehr. Er würde Geld verdienen; fürs Erste war das nicht der schlechteste Vorsatz, redete er sich ein. Er hatte es im Gefühl, daß eine Aufgabe auf ihn wartete. Wußte nur nicht, welche.

Nur über eines war er sich im Klaren: Über seine Wut auf die Doktoren, Professoren, Möchtegern-Therapeuten. Auf diese Schönredner und Schmalspur-Menschenfreunde. Er hatte sie durchschaut, sie machten ihm eine Gänsehaut. Ihr bißchen Königswissen verwahrten sie für sich und verkauften Leute wie ihn für dumm. Aber er war nicht der Depp dieser Klugschwätzer. Er würde es ihnen schon zeigen.

Was er ihnen beweisen wollte? Das konnte er nicht mal sich selbst erklären. Beginnen wollte er damit, daß er den Herrn Professor Lügen strafen würde. Der sollte sich sauber täuschen mit seiner Prognose, daß Sporttreiben für Toni Mathis nur noch eingeschränkt möglich sei. Wenn überhaupt.

Er würde wieder auf den Skiern stehen. Er würde wieder bei Rennen an den Start gehen; nicht bei internationalen Wettbewerben – der Zug war abgefahren. Aber er würde an Klubmeisterschaften, an nationalen Ausscheidungen teilnehmen, vielleicht würde er es noch in den B-Kader schaffen. Und wenn nicht, dann könnte er eventuell noch den einen oder anderen Pokal einfahren – nur, um es dem Herrn Professor zu beweisen. Vielleicht – wenn er Glück hatte – könnte er es als Trainer versuchen.

Zehn Tage lang behielten sie den Patienten Mathis nach seiner Rückenoperation in der Klinik. Zeit genug für ihn, herauszufinden, welche Methoden der Therapeutin seinem Körper gut taten und welche für die Katz' waren. Er brauchte sich nichts aufzuschreiben

– ihre Handgriffe und die Übungen fixierte er im Gedächtnis. Kann sie heute noch abrufen, „dieses Beinchen-Heben und Beinchen-Senken. Manchmal war es einfach nur läppisch. Manchmal aber auch waren die Bewegungen schlichtweg gefährlich. Da wurden keine Gelenke gebeugt oder abgewinkelt – die Frau verlangte, daß wir die Übungen mit durchgestreckten Gliedmaßen ausführten. Eigentlich verwunderlich, daß es da nicht schon den nächsten Vorfall in der Gruppe gegeben hat."

Entlassen. Noch ein paar Wochen erholte er sich zuhause in Hohenems. Dann suchte er sich eine Anstellung in der Gastronomie. Er kochte, kellnerte, lief sich die Hacken krumm – Hauptsache, die Kasse stimmte.

Mit 23 lernte Toni Mathis Marietta kennen. Schwarze Haare, eine Schönheit. Marietta verdiente als Chefkosmetikerin einen Haufen Geld. Sie hatte Charme und ein betörendes Lächeln; eine schöne Frau – den Kerlen fielen die Augen aus dem Kopf, wenn sie sie trafen. Ein Traum für jeden war sie, und gerade für den Mathis Toni hatte sie das netteste Lächeln übrig. „Die will ich nie mehr loslassen", schwor er sich.

Sie taten sich zusammen. Marietta bekam ein Kind, eine Tochter, gab ihren Beruf auf; man pachtete ein Lokal. Das „Schwefelbad" war keine Goldgrube. 300 Sitzplätze zwar, an guten Tagen rannten die Leute den Mathis' die Bude ein, an Sonntagen liefen 200 Mark durch die Einwurfschlitze der Billardtische. Toni lockte die Gäste mit Barbecue-Abenden im Biergarten, ließ sich immer neue Attraktionen einfallen. Als Wirt war er nicht schlecht; nur bei den Besäufnissen hielt er nicht mit. Und so richtig mit dem Herzen war er auch nicht bei der Sache. Er hatte jetzt einen ordentlichen Job – aber die Erfüllung war das nun wirklich nicht.

Beim Buchhändler bestellte er – wahllos zuerst – die erschwinglichen Titel zum Thema „Rücken" und Rückenkrankheiten". Es war ein schwerer Anfang. Die Texte lasen sich fremd, klangen, als hätte sie der Herr Professor verfaßt. Aber Mathis las. Wenn er einen Satz nicht verstanden hatte, las er ihn nochmal; sah im Wörterbuch nach, was das alles zu bedeuten hatte.

Er begann zu verstehen. Ganz wenig zu Anfang. Aber er machte sich einen Reim, wovon die Rede war. Er merkte, daß ihn die Materie interessierte. Und Toni Mathis sah, daß in den meisten dieser gelehrten Texte eines nicht vorkam: das wirkliche Leben, wie er es kannte.

Im „Schwefelbad" arbeitete auch ein Masseur. Ein kundiger Mann war das, mit einer guten Technik und dem, was man in der Branche einen „Riesengriff" nennt. Fasziniert beobachtete Mathis, wie der Mann seine Patienten auf die Liege bat, ihnen eine halbe Stunde lang ins Fleisch griff – dann standen sie auf und machten den Eindruck, sie hätten gerade eine Neugeburt erlebt.

Bei den schwierigen Fällen jedoch zeigte sich der Masseur – so selbstbewußt er auch sonst auftrat – seltsam scheu. Er hielt sich strikt an jede Anweisung der Ärzte. „Meinst du wirklich, daß die recht haben?", fragte Mathis. Bekam keine Antwort – oder nur Ausflüchte zu hören. Er ahnte: „Wenn der Mann nicht so feige wäre, dann wäre noch eine Menge drin. Wo er doch so gute Hände hat."

Und je mehr er über den Angestellten mit dem „Riesengriff" sinnierte, desto klarer wurde ihm, wo seine Berufung war: Nun wußte er, was er wollte.

Das Kreuz mit dem Kreuz

Der Rücken – die große Problemzone des modernen Menschen

Di

Der Herrgott muß ein prima Statiker sein. Denn was er sich mit der Wirbelsäule hat einfallen lassen, würde auch modernsten Konstrukteuren zur Ehre gereichen. Da sind gut zwei Dutzend Knochen aufeinander getürmt, ineinander geschichtet, seitlich vertäut – und schon kann der Mensch aufrecht durch die Weltgeschichte marschieren. Durch die Knochen verlaufen lebenswichtige Nervenstränge. Dazwischen liegen ausgeklügelte Pufferscheiben, die selbst mächtige Stöße mildern und heftige Erschütterungen ausgleichen. Das System dieser zwei Dutzend Knochen mit dem kostbaren Innenleben läßt sich verwringen und belasten, rollt sich ab und streckt sich durch. Und ist Tag und Nacht in Bewegung.

Jetzt paßt's auf. Ich habe hier das Modell einer Wirbelsäule, im Maßstab 1:1. Aufgehängt ist es an den beiden obersten Wirbeln, Axis und Atlas, über denen sich der Kopf dreht. Verankert ist die Wirbelsäule im knöchernen Becken, an Kreuz- und Steißbein; darüber stapeln sich 24 bewegliche Wirbel – fünf massive im Lendenbereich, wo sie besonders starkem Druck ausgesetzt werden können; zwölf kleinere in der Brust- und dann noch sieben in der Halsregion. Wie ein gerader Turm aus immer kleineren, in der Form aber identischen Bauklötzen sieht die Wirbelsäule von vorne betrachtet aus. Hier wird auch augenfällig, warum sie als Symmetrieachse des Körpers bezeichnet wird.

Nun das Ganze in der Seitenansicht: Als langgezogenes S schlängelt sich der Wirbelapparat vom Becken bis in den Kopf. Am Hals biegt sich die Wirbelsäule nach vorne – der Fachmann nennt das die „Halslordose“; die Rückwärtskrümmung auf Brusthöhe heißt „Brustkyphose“, und auf Beckenhöhe schließt sich die „Lendenlordose“ an. Nur Kreuz- und Steißbein (wieder stark nach vorne gebogen) sind unbeweglich, der Rest der Wirbel hat – das wird auch dem Laien auf den ersten Blick klar – „Spiel". Eigentlich sieht das Ganze eher zerbrechlich aus.

Ist es aber nicht. Die Wirbel nämlich haben es in sich. Hart wie Zement sind sie, jedoch viel flexibler. Es muß schon eine Menge passieren, bevor sie beschädigt werden. An ihren Fortsätzen lassen sich Muskel vertäuen, und sie schaffen eine vertrackte Verzahnung mit den benachbarten Wirbeln. Zwischen Wirbelkörper und -bogen ummanteln sie das Rückenmark mit den in ihm schwimmenden Nervenzellen. Sie sind wundervoll aufeinander eingespielt: Der Mensch dreht sich, beugt sich, streckt sich, steht auf, setzt sich, springt aus zwei Meter Höhe auf Asphalt – sie machen alles mit. Vom Weckerklingeln bis zum Einschlafen ist action in der Wirbelsäule.

Die Wirbelkörper stecken voller Nerven. Durch Löcher treten Nervenbündel auf beiden Seiten aus. Auf der einen werden Befehle vom Gehirn an die Organe des Körpers weitergeleitet. Auf der anderen Seite kommen die Rückmeldungen von den „Außenstellen", werden ins Rückenmark „gesendet" und ans Hirn weitergeleitet. Die Nervenwurzeln an den Wirbeln versorgen also zum Beispiel Leber, Magen, Bauchspeicheldrüse. Sie gehen wie ein Ast hinunter zu dem betreffenden Organ. Eine Blockade in irgendeinem Teil dieses Systems verlangsamt auch alle Prozesse in meinem Bauch – da stimmt dann die Versorgung nicht mehr, die Reaktionen klappen nicht; eine Störung ist da.

Wer nun Probleme mit der Wirbelsäule hat, der spürt die Beschwerden als ausstrahlendes Bündel. Der Ischiasschmerz zum Beispiel zwackt am Gesäß, an einem oder auch zwei Beinen , bis hinunter in die Füße; zusätzlich tut das Kreuz weh, die Muskeln versteifen sich. Eventuell werden die Füße gelähmt. Beim Halswirbelsyndrom versteift sich der Nacken, die Schmerzen strahlen in die Arme aus, in den Fingern treten Durchblutungsstörungen auf. Die Symptome beim Brustwirbelsäulensyndrom sind: Schmerzen an den Zwischenrippennerven, Herzbeschwerden, Atemstörungen, Verkrampfungen der Bauchorgane.

Ihr seht schon: Wenn die Wirbelsäule zum Schadensfall wird, habt Ihr mächtigen Ärger mit Eurem Körper.

Also, schont sie, in dem Ihr sie schult. Schützt Eure Wirbelsäule, indem Ihr rundherum ein Korsett aufbaut, das sie trägt. Wenn ich springe, müssen die Wirbelsäule und die Umgebung diese Belastung abpuffern können.

Deshalb braucht Ihr vor allem intakte Bandscheiben. Sie sorgen dafür, daß sich die knochigen Gebilde nicht aufreiben. Diese Puffer liegen zwischen den einzelnen Wirbeln und werden einem ständigen Materialtest ausgesetzt. Sie federn jede Bewegung des Wirbelapparats ab – scheinbar endlos belastbar. Nach jeder Beanspruchung bewegt sich die Bandscheibe in ihre ursprüngliche Form – ein Ring aus besonders robusten Faserschichten und in der Mitte ein runder Gallertkern – zurück. Es ist, als ob gar nichts gewesen wäre.

Dabei müssen die unscheinbaren Teile einen Riesendruck aushalten. Wenn der Maurer einen Zementsack von 50 Kilo Gewicht anhebt, lasten auf den Bandscheiben mehr als 300 Kilo. Eine Hausfrau putzt im Sitzen das Gemüse – auf den Bandscheiben drücken 50 Kilo. Ein Bodybuilder macht Kniebeugen unter gewaltigen Gewichten; die Bandscheibe setzt er dabei bis zu eineinhalb Tonnen aus. Ein Wunder, was die Dinger ertragen.

Schmerzhaft, manchmal lebensgefährlich wird es, wenn eine Bandscheibe nicht mehr funktioniert. Wegen Verschleißerscheinungen ist sie als Stoßdämpfer nicht mehr so belastbar; oder durch

Schrumpfen und Austrocknen haben sich Risse und Spalten gebildet. Die Bandscheibe verformt sich, wölbt sich unter dem Wirbelkörper vor. Manchmal platzt der Faserring auf, stößt Bandscheibengewebe aus; das drückt äußerst schmerzhaft auf eine Nervenwurzel. Bandscheibenvorfall!

Eine schlimme Diagnose. Manchmal so ernst, daß eine Operation unumgänglich ist. Oft aber ist das auch völlig unnötig. Grundsätzlich sollte sich heute niemand mehr sofort unters Messer legen – auch wenn es immer noch unbelehrbare Mediziner gibt, die sehr schnell zu dieser Lösung raten. Meist aber hilft die sorgfältige „konservative“ Methode. Der Rücken muß gestärkt werden. Ein Rundum-Programm für die Muskulatur muß her!

Macht Euch nur einmal klar, daß die einzelnen Wirbel mehrfach von den Muskeln gehalten werden. Mächtige Bauchmuskeln von vorne, großflächige Pakete an Rücken und Schultern hinten verspannen die Wirbelsäule, entlasten die Bandscheiben. Ja, manchmal ersetzen sie gar die vielbeschäftigten kleinen Puffer. Wir müssen diese Muskeln kräftigen. Ohne sie geht nämlich nix.

Es gibt dutzende von Variationen eines nützlichen Rückentrainings – aber schon wenige einfache Basis-Übungen kräftigen die für die Wirbelsäule wichtige Muskulatur. Ich selber habe die Erfahrung gemacht, daß ich damit lebenslang über die Runden komme. Es vergeht kaum ein Tag, an dem ich mir nicht eine Viertelstunde Zeit für meinen Rücken nehme.

Ich beginne mit der Stabilisierung der Halsmuskulatur: Die Hände lege ich übereinander in den Nacken und presse den Kopf fest dagegen. Ungefähr fünf Sekunden lang halte ich die Spannung. Die Übung wird drei- bis fünfmal wiederholt.

Nun ist die Brustwirbelsäule dran: Ich stelle mich mit dem

Rücken zur Wand, die Arme (am Körper anliegend oder seitlich weggestreckt) pressen rückwärts gegen die Mauer. Oder ich ziehe die Schulterblätter in Richtung Wirbelsäule – dazu drücke ich die Schultern nach hinten.

Die Lendenwirbelsäule wird stabilisiert: Im Kniestand kauere ich auf dem Boden (Knie, Schienbein und Rist liegen auf der Matte, Ober- und Unterschenkel stehen im rechten Winkel zueinander). Der Oberkörper ist aufgerichtet, die Hände hängen mit nach hinten gedrehten Flächen seitlich herunter. Nun bewege ich das Gesäß nach unten, setze mich aber nicht auf die Fersen. Langsam bewegen, fünfmal wiederholen.

Zum Abschluß noch drei wirkungsvolle, ungefährliche Übungen für die gesamte Rückenpartie: Im „Vierfüßlerstand" (mit schulterbreit voneinander entfernten Händen und Füßen auf dem Boden) forme ich langsam ein leichtes Hohlkreuz; danach rolle ich den Rücken wieder auf. Fünfmal Buckeln reicht völlig. Nächster Schritt: Aus dem „Vierfüßlerstand" hebe ich das linke Bein und den rechten Arm in die Waagrechte. Wieder langsam sinken lassen und die Seiten wechseln.

Letzte Übung: Ich tue so, als ob ich Wäsche an die Leine hänge. Greife mit den Händen, so weit ich kann, nach oben. Wenn ich die sanfte Streckung fühle, bin ich zufrieden. Die Übungen sind nicht anstrengend und lassen sich zu jeder Tageszeit und fast überall machen. Ich brauche keine Gewichte, keine Sportkleidung und kein Fitneßstudio dazu. Ich muß sie nur bewußt ausführen und mich auf meinen Rücken konzentrieren. Und immer wieder sollte ich mir bewußt machen, daß die Wirbelsäule zwei Dinge benötigt: einen mit Vernunft bewegten Körper und einen schonenden Umgang.

Ich habe eine Zeit lang die besten österreichischen Skispringer betreut. Die müssen nicht nur besonders couragiert sein, wenn sie von den Schanzen runterhupfen, sie müssen auch ausgesprochen sorgsam mit ihrem Körper umgehen – was nicht einfach ist; denn Skispringen ist eine kreuzgefährliche Angelegenheit. Beim dynamischen Absprung reißen gewaltige Kräfte am Wirbelapparat; bei der Landung wiederum wird der Körper des Athleten mit einer Wucht zusammengestaucht, wie sie sonst zum Beispiel bei den Fallschirmspringern gemessen wird.

Das ist nicht zu ändern. Also habe ich mir etwas einfallen lassen, das den „Austria-Adlern" das Leben ein wenig erleichtern sollte. Ich ließ die „Pendelliege" bauen und nahm sie zu den Wettkämpfen mit.

Premiere hatte das Gerät bei der Vierschanzentournee in Oberstdorf. Die Zuschauer im Skistadion amüsierten sich köstlich, als sich die österreichischen Springer in der Pause des Wettbewerbs der Vierschanzentournee auf die Liege schnallen ließen. Da baumelten dann der Kogler Armin und der Neuper Hubert mit dem Gesicht nach unten und kriegten rote Köpfe. „Was für ein Unfug" haben sich wohl die meisten gedacht. Aber so ganz falsch kann die Methode nicht gewesen sein: Unsere Burschen haben gewonnen.

Die Idee dabei: Skispringer muten – auch im optimalen Trainingszustand und mit tadelloser Technik – ihrem Rücken eine riesige Belastung zu. Die sollte in der Pause durch größtmögliche Entspannung aufgefangen werden. Also wurden die Sportler „eingehängt". Ab einer Neigung von 45 Grad wurde die Wirbelsäule sanft gedehnt. Die Muskulatur entspannte sich, eine bessere Durchblutung wurde erreicht. Nach dem Verlassen der „Pendelliege" fühlte sich der Springer unverkrampft, spannkräftig – frisch, als wäre er gerade aus einem gesunden Schlaf aufgewacht.

Ich erzähle das, weil es verdeutlicht, wie wir mit unserem

Rücken umzugehen haben. Wir müssen ihn trainieren, aber auch aufs entsprechende Lockern achten. Wir müssen lernen, uns richtig zu bewegen, sauber zu halten, regelmäßig zu pflegen.

Es fängt beim aufrechten Gang an,. oder korrekter, beim gesunden Stand. Die meisten Frauen und Männer wissen gar nicht, daß sie sich eine Fehlhaltung angewöhnt haben; sie bemerken es erst, wenn das Kreuz schmerzt.

Soweit lassen wir es aber gar nicht kommen. Wir denken uns eine Schwerkraftlinie vom Ohr abwärts zum Fußknöchel; sie berührt auch Hüft- Knie- und Sprunggelenk.

Nun ist das Körpergewicht am optimalsten verteilt. Wir haben keinen Hohl- und auch keinen Flachrücken (in beiden Fällen wird die Muskulatur ungleichmäßig belastet, die Wirbelsäule überproportional strapaziert).

Wenn doch, dann müssen wir die korrekte Haltung wieder üben. Solange, bis sie „automatisiert" ist. Wir stellen uns seitlich neben einen Spiegel und justieren den Körper, bis er in der gedachten Schwerkraftlinie steht. Rücken und Schultern richten sich auf, die obere Rückenpartie hebt sich. Die rechte Hand drückt sanft gegen das Kreuzbein, die linke gegen den Bauch. Jetzt stehen wir gerade – so sollte es immer sein.

Haltung annehmen! Im Sitzen, beim Stehen, beim Gehen. Wer viel mit dem Auto unterwegs ist, macht seinem Rücken zuliebe Pausen. Steigt aus, vertritt sich die Beine. Die Hausfrau greift beim „Wäsche-Aufhängen" nach den Sternen. Der Büromensch steht von seinem Stuhl auf, wann immer es möglich ist. Wenn er aber schon sitzen muß, dann – bitteschön – mit geradem Rücken und fest auf den Boden gestellten Füßen. Die Rückenlehne des Stuhls sollte fest sein, die Oberschenkel waagrecht auf der Sitzfläche aufliegen, die

Knie und Ellbogen im rechten Winkel gebeugt sein. Etwas ist runtergefallen? Beim Aufheben die Knie beugen und den Rücken gerade halten. Bei Arbeiten im Haushalt eine gebückte Haltung vermeiden. Und wie steht es eigentlich mit dem Schuhwerk? Nicht nur beim Sport sollten es orthopädisch gut durchdachte Produkte sein. Hochhackiges mag zwar hübsch aussehen – aber es ist „Gift" für die Wirbelsäule.

Der Rücken braucht seine ganz speziellen Streicheleinheiten. Massagen wirken Wunder. Auf die Fußreflexzonen, die auch angenehm auf den Rücken ausstrahlen, werde ich an anderer Stelle ausführlicher eingehen. Einen wunderbaren Effekt haben auch die Shiatsu- und Akupressur-Techniken. Nur in Kürze soviel: Der Partner streicht mit sehr sanften Reibungen entlang der Wirbelsäule von unten nach oben. Anschließend behandelt er je zwölf Punkte links und rechts von der Wirbelsäule mit leichtem Druck, der beim Ausatmen etwas verstärkt wird. Nach einem ähnlichen Schema funktioniert die Akupressur des Rückens – mit der Besonderheit, daß zu den 24 erwähnten Punkten noch einige spezielle Stellen hinzukommen.

Ich habe von der segensreichen Wirkung der „Pendelliege" erzählt. Es gibt die Möglichkeit, den Effekt zu simulieren: Baden gehen. Mit Schwimmflügeln. Wir legen uns auf den Rücken und lassen uns treiben. Das Gefühl von scheinbarer Schwerelosigkeit ist herrlich, und die schwingende Wirbelsäule hat „frei".

Wenn wir schon beim Thema sind: Neben dem, vernünftig dosierten, Laufen ist Schwimmen der gesündeste Sport für den Rücken. Rücken- und Kraulstil können unbedenklich empfohlen werden. Brustschwimmer sollten sich angewöhnen, den Kopf nur zum Einatmen aus dem Wasser zu heben. Ansonsten überstrecken

Sie die Halswirbelsäule.

Zurecht erlebt das Aqua-Training in der Fitneß-Szene einen Boom. Im Pool können fast alle Übungen der modernen Gymnastik ausgebadet werden. Sogar Sprints können simuliert werden. Der Vorteil dabei ist neben einer erheblichen Stärkung des Herz-Kreislaufsystems: Das Gewicht des Sporttreibenden wird durch den Auftrieb auf ein Minimum reduziert, die Gelenke werden geschont. Außerdem gibt es eine kostenlose Ganzkörpermassage wegen der Wasserzirkulation.

Wir müssen uns bewegen – und wir müssen darauf achten, daß wir uns korrekt bewegen. Wie wir gelernt haben, ist die Wirbelsäule ein erstaunlich robustes Gebilde. Gerade die Bandscheiben als Puffer zwischen den einzelnen Wirbeln beweisen im Alltagsbetrieb eine enorme Strapazierfähigkeit. Aber ausgenützt werden sollte das nicht. Wer seinen Körper bewegt, sollte sich auch immer bewußt sein, wie er das am vernünftigsten macht.

Ich rede in den Gesundheitswochen gerne von der „Qualität“ eines Gewichts. Ein Beispiel: Ich nehme als fiktiven Wert 100 Kilogramm, die bei einem Mann auf der dritten Lendenbandscheibe lasten. Im Sitzen mit aufrechtem Oberkörper auf einem Stuhl ohne Lehne oder beim gebückten Stehen erhöht sich dieser Wert auf 140, bei gebeugtem Sitz mit herunterhängenden Armen gar auf 175 Kilogramm. Liegt der Mann auf der Seite, wird die Bandscheibe mit 75 Kilo belastet. Bei Rückenlage ist’s gerade noch ein halber Zentner.

Wer sich nun im Alltag oder beim Sport rückenschonend bewegt, wird auch immer den Druck auf den Bandscheiben mindern. Beugen, die Knie! Beugen, beugen, beugen – das federt die Gewichte ab. Ich lasse die Leute während der Gesundheitswochen wie Äffchen auf allen Vieren durch den Bergwald kraxeln. Das hat einen doppelten Effekt. Erstens spüren sie, wie blockiert sie sind. Was sie als Kinder mit Lust beherrscht haben, ist verloren. Sie konnten sogar die Zehen in den Mund stecken und hatten kein Problem dabei. Was ist heute?

Und das Zweite ist: Bei der Krabbelei wird die Wirbelsäule entkrampft. Die unterstützende Muskulatur trägt einen Teil des Gewichts, das sonst auf die Bandscheiben drückt – und außerdem werden die für den Rückentrakt wichtigen Muskeln trainiert.

Wir haben Nachholbedarf. Die Beweglichkeit muß zurückerkämpft werden. Das können wir nicht, indem wir rumliegen und warten, daß es besser wird. Es geht auch nicht, wenn wir uns eine Spritze in den Hintern jagen lassen, mit Medikamenten den Nerv irritieren und überlisten wollen. Dabei bringen wir doch nur den Körper zum Schweigen – und merken gar nicht, wie wir ihn kaputtmachen.

Ich muß mich hochpäppeln. Schritt für Schritt. Ich gehe auf die Hände und Füße, hebe den linken Arm hoch und das rechte Bein und schon spüre ich, wie mein Körper sich rührt. Alles wird bearbeitet. Die Arm- und die Beinmuskulatur, das Becken, die Schulter, der Rückenstrecker.

Es gibt aber viele Leute, die schon bei dieser Übung Probleme bekommen. Atemnot zum Beispiel. Sie öffnen sich nicht, sie können sich gar nicht mehr in diesem Bereich öffnen. Wenn da kein Nachholbedarf ist!

Während ich für meinen Rücken arbeite, trainiere ich spielerisch die Bewegungsabläufe, die für die richtigen Reflexe nötig sind. Auch das ein Bereich, in dem es bei den meisten modernen Menschen mächtig hapert.

Es ist ja ein Zauberding mit den Reflexen. Fällst du einmal auf dem Eis hin, dann ist in dir gespeichert: „Eis. Glatt. Aufpassen!" Und immer wenn du auf Eis kommst, versteift sich dein Körper; wenn der Fuß wegrutscht, ist der Körper gegen das Fallen gefeit. Du machst deine Abrollbewegung, verhinderst Schmerzen. Läufst du aber so dahin, unvorbereitet, dann zerlegt es dich im Fall eines Sturzes. Die Reflexe sind nicht da. Beim Skifahren das Gleiche: Der, der sich mental darauf einstellt, daß unter dem Neuschnee Eisplatten sein könnten, wird ein Wegrutschen immer parieren können. Der, der nicht so weit vorausdenkt, landet auf der Nase. Eishockeyspieler: Stehen an der Bande, spüren den Gegner von hinten kommen, stellen ihre Muskulatur und ihre Reflexe auf den Check ein. Das knallt fürchterlich, aber es passiert gar nichts.

Ich muß mir immer wieder einprägen, daß die einzelnen Körperteile nicht als einzelne zu behandeln sind. Starrheit, Unbeweglichkeit, Ungeübtheit pflanzt sich fort.

Voraussetzung ist die Bereitschaft an sich zu arbeiten. „Ich will nicht", „ich kann nicht" – das gibt es nicht. Hört auf, Euch im Weg zu sein. Vielleicht könnt Ihr ein Programm nur bis zur Hälfte durchziehen, aber versucht es wenigstens. Eines kann ich euch garantieren: Wenn ihr es probiert, wird es euch immer besser gehen.

Arbeit am eigenen Körper ist ein konstruktiver Vorgang. Ich trainiere den Muskel vorn und hinten, ich trainiere den seitlichen, ich trainiere die Umgebung. Manche dynamischen Bewegungen gelingen nicht – noch nicht. Aber immer wieder werde ich sie trainieren; und vielleicht eines Tages feststellen, daß ich sie nun kann.

Nicht gleich schreien vor Frust. Geduld haben. Die Verantwortung erstmal selber übernehmen und die Initiative ergreifen. Es ist doch ein Blödsinn, von anderen erwarten zu wollen, sie sollten die

Arbeit an meinem Körper tun. Das aber machen viele. Sie wollen, daß man an ihnen herumdoktert, daß man was wegschneidet, daß man was taub spritzt. Als ob das helfen würde!

Di

Alles so einfach. Lebt ein bißchen anders. Ihr müßt ja keine Trainingsweltmeister werden. Steht auf und macht Eure Gymnastik. Ein Viertelstünderl am Tag. Baut mit eurer Arbeit ein Stützkorsett auf. Stellt fest, was Euch fehlt: Wer weicher und beweglicher werden will, muß nicht weiter rennen. Im Gegenteil. Er muß mehr Gymnastik machen. Im Kopf loslassen, keine Kilometer „fressen“; sich bewußt machen, daß es auch noch andere Dinge gibt als die Konditionsbolzerei.

Wir haben nur die eine Wirbelsäule. Ein Wunderwerk ist sie. Wir sollten sie genießen. Aber dafür müssen wir auch etwas tun.

Eine halbe Stunde für den Rücken

Gymnastik, die an den Zehen beginnt
und am Hals aufhört

Di

Eine komplette Rückengymnastik beginnt bei den Zehen und endet im Halsbereich. Dabei werden oft auch Muskeln geschult und gefordert, deren Bedeutung für den Rückenbereich auf den ersten Blick nicht unbedingt erkennbar ist. Doch wie zum Beispiel soll die Wirbelsäule intakt bleiben, wenn sie wegen einer stark verkürzten Beinmuskulatur in eine ständige Fehlhaltung gezwungen wird? Eine Stärkung des Rückens ist auch nicht möglich, wenn der Bauch nicht trainiert wird. Oder der Hals, der Rumpf, der Fuß...

Für die intensive Rückengymnastik ist also schon ein bißchen Zeit erforderlich. Eine knappe halbe Stunde dauert das Ganze – dann haben Sie aber auch das Bewegungsminimum für den Tag hinter sich gebracht. Und Sie werden sehen: Nach einem solchen Programm fühlen Sie sich entspannt und energiegeladen.

Bei Dehnungsübungen führen Sie die Bewegung durch, bis Sie einen leichten Dehnschmerz spüren. Konzentrieren Sie sich auf die Ausführung – hudeln Sie nicht, vermeiden Sie hastige Aktionen. Jede Übung dauert gut zwei Minuten – danach machen Sie eine Minute Pause und bereiten sich mental auf die nächste Übung vor. Horchen Sie in Ihren Körper hinein. Schon nach der ersten „Sitzung“ werden Sie spüren, welche Übungen Ihnen nicht „schmecken“. Drücken Sie sich nicht um diese Elemente – gerade hier haben Sie Defizite. Und die können nur durch intensive Arbeit abgebaut werden. Also: Gerade die ungeliebten Übungen lieber zwei- als einmal turnen.

1. Sie knieen auf dem weichen Boden. Fußrist und Zehen liegen möglichst flach auf. Hände auf den Oberschenkeln, der Oberkörper ist in Spannung. Verlagern Sie das Gewicht auf die Füße und spüren dort und in den Waden die Dehnung. Zehn Sekunden halten, dann entspannen. Das Ganze zweimal wiederholen.

2. Fast die gleiche Übung wie vorher, nur die Fußstellung ändert sich: Stellen Sie bitte die Zehen senkrecht auf den Boden, sodaß sie das Gewicht des Körpers tragen. Nun ist die Dehnung in der vorderen Wadenmuskulatur zu fühlen.

3. Breitbeiniger Stand. Sie legen die Hände auf die Oberschenkel und beugen nun ein Bein ab. Das andere bleibt dabei durchgestreckt, der Oberkörper hält die Spannung. Senken Sie den Körper soweit wie möglich, verharren dann in dieser Position (fünf bis 20 Sekunden lang), richten sich langsam wieder auf. Kurze Ruhephase. Dann wiederholen Sie die Übung zur anderen Seite hin. Insgesamt drei Reprisen.
4. Hände in die Hüften. Ausfallschritt. Senken Sie nun den Oberkörper. Das nach hinten ausgestellte Bein bleibt gestreckt, die Beugung des vorderen geschieht langsam und vorsichtig. 15 Wiederholungen, dann die Seite wechseln. Das Ganze zweimal.
5. Breitbeiniger Stand, die Knie sind angewinkelt, der Oberkörper ist leicht nach vorn gebeugt. Nehmen Sie ein Handtuch schulterbreit und führen es über den Kopf – soweit es geht – hinter Ihren Körper. Mindestens 30 langsame Bewegungen.
6. Legen Sie sich bitte auf den Rücken, die Füße stehen plan auf dem Boden, die Knie sind leicht angewinkelt. Bewegen Sie nun den Oberkörper nach oben, führen dabei die Hände an den Oberschenkeln entlang bis zu den Knieen. Erschwerte Version: Die Hände sind während der Übung hinter dem Kopf verschränkt. 20 Wiederholungen.
7. Gleiche Ausgangsposition wie bei Übung 6. Die Hände sind hinter dem Kopf verschränkt. Führen Sie nun einen Ellbogen und das Knie der gegenüberliegenden Körperseite zueinander.

Wenn sie sich berühren, dann halten Sie die Stellung bitte zehn Sekunden lang. Danach wechseln Sie die Seiten. Das Ganze dreimal.

8. Legen Sie sich auf den Bauch. Hände sind hinter dem Kopf verschränkt. Heben Sie nun bitte den Oberkörper ungefähr zehn Zentimeter vom Boden ab. Halten Sie die Position ungefähr fünf Sekunden. Zehn Wiederholungen.
9. Vierfüßlerstand. Sie heben einen Arm und das gegenüberliegende Bein so vom Boden ab, daß Arm, Rumpf und Bein eine Linie bilden. Ungefähr 20 Sekunden lang halten. Fünf Wiederholungen.
10. Liegestützen. Fortgeschrittene machen die schwere Version (nur die Hände und die Zehenspitzen berühren den Boden), die Anderen erleichtern sich die Angelegenheit, indem sie sich auf Händen, Knieen und Zehenspitzen abstützen. Insgesamt sollten Sie 30 Wiederholungen schaffen. Wechseln Sie die Handstellung. Beispiel: zwölf Liegestützen mit nach vorne auf dem Boden liegenden Händen, dann zwölf mit nach innen gedrehten Händen, fünf auf den Fäusten und fünf auf den Fingerspitzen.

MITTWOCH

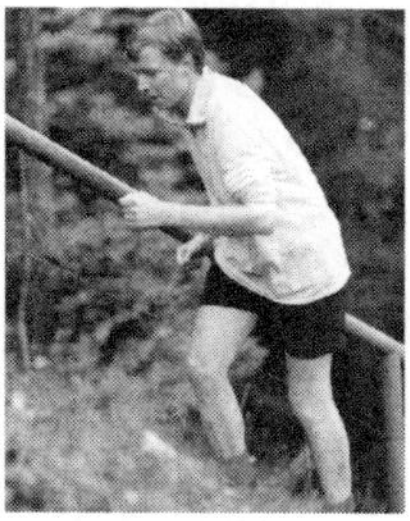

07.00 Uhr: Waldlauf mit Gymnastik.
Anschließend 25 Minuten Wassergymnastik, Sauna etc.
09.30 Uhr: Frühstück.
10.45 Uhr: Vortrag von Marietta und Toni Mathis zum Thema „Gesunde Ernährung“.
11.45 Uhr: Einstündiger Spaziergang.

13 Uhr Mittagessen:
Ananas-Buttermilch. Rohkostsalat vom Buffett mit Öl- und Joghurtmarinade.
Gefüllte Zucchini auf Paradeiserragout und gemischtem Reis: vier mittelgroße Zucchini; vier Scheiben Emmentaler; vier Scheiben Wildlachs; Mehl, Ei, Semmelbrösel; drei Tomaten; zwei Schalotten; zwei Knoblauchzehen; ein Eßlöffel Tomatenmark; ein halber Liter Tomatensaft; Salz, Pfeffer, Zucker, Basilikum, Majoran.
Die Zucchini in dicke Scheiben schneiden, mit dem Lachs und dem Käse füllen, panieren und in Butter braten.
Die Tomaten würfeln, entkernen und mit den Zwiebeln und Knoblauch anschwitzen. Das Tomatenmark dazugeben und kurz mitrösten, mit dem Saft aufgießen und zirka fünf Minuten leicht köcheln lassen. Abschmecken und die gehackten Kräuter beigeben.
Marillenkuchen.

15.30 Uhr: Leichtes Joggen bis zum Bergpfad. Dort am ersten Hang Sprints am Steilhang. Jeder Teilnehmer geht innerhalb von 20 Minuten an seine persönlichen Grenzen. Danach führt Mathis die Gruppe durchs Dorf zum Sportplatz, wo eine Stunde lang Entspannungsgymnastik auf dem Plan steht. Anschließend Wassergymnastik und Sauna.

19.30 Uhr Abendessen:
Apfel-Karottensaft.
Kürbissuppe mit Kernöl.
Champignonpudding auf Pilzsauce im Gemüsenest: 1200 Gramm Champignons; 320 Gramm Butter; 16 Eier; 500 Gramm Sauerrahm; 200 Gramm Mehl.

Die Champignons in dicke Scheiben schneiden und kurz heiß anbraten. Butter erhitzen, Sauerrahm dazugeben. Die erkalteten Champignons, verquirlten Eier, das Vollwertmehl unterheben. Gemüse der Saison blanchieren und auf ihnen gestürzten Pudding anrichten.
Moosbeernocken: 400 Gramm Heidelbeeren; 100 Gramm Mehl; zwei Eier; etwas Milch, Salz und Zucker.
Alle Zutaten zu einem Teig verrühren und dünn bei geringer Hitze eßlöffelgroße Häufchen in Butter beidseitig braten und danach mit etwas Vollrohrzucker bestreuen.

20.45 Uhr: Meditation.

Bergauf

Mathis wird wütend – und schindet die Leute, bis sie glücklich sind.

Mi

Düster streift Toni Mathis durch die Hotelhalle. Dabei sollte er eigentlich gute Laune haben. Nachdem am Morgen noch Nebelschwaden über die Hänge oberhalb Ischgls zogen, hat es am Vormittag aufgeklart. Endlich ein Juniwetter, wie man es sich wünscht.

Doch Mathis hadert. Es läuft nicht nach seinen Vorstellungen. Am Vormittag hat er noch über die richtige Ernährung referiert und die Leute wunderbar auf seiner Seite gehabt. Besonders gelungen war die Demonstration, als er ein Wiener Schnitzel durch die Pürriermaschine schickte und anschließend in einen „Eintopf" aus Ungesundem - Kaffee, Alkohol, Weißmehlgebackenes, Wurst, fetter Käse – eine Handvoll Pommes Frites gab. Buchstäblich eine Handvoll. Mit gequältem Gesicht griff er die Fritten, quetschte sie zwischen den Fingern, bis das Öl über seine Hand troff. Das machte Eindruck. „Nie mehr Fett!" war in den Mienen der Leute zu lesen.

Der Chefkoch des Hauses stand neben Mathis und verfolgte die Sauerei mit einem erstaunten Lächeln. Schon verrückt! Aber der Gast ist König – also muß man stillehalten.

Mittags gab es als Hauptgang gefüllte Zucchini auf Paradeiserragout und gemischtem Reis. Die Zucchini, in dicke Scheiben geschnitten, waren mit Lachs und Emmentaler gefüllt, mit einer starken Panade ummantelt und in einer ordentlichen Portion bester Butter ausgebraten worden. Das Paradeiserragout: eine gelungene Komposition aus Tomaten, Schalotten, Knoblauch, Tomatenmark, Tomatensaft, Salz, Pfeffer, Zucker, Basilikum, Majoran. Der Reis: wild und ein bißchen nussig.

Am Geschmack konnte niemand etwas aussetzen, auch nicht an der Präsentation. Kroß gebraten und harmonisch auf wertvollem Geschirr angerichtet kamen die Zucchinischeiben auf den Tisch –

und doch zogen die Gäste lange Gesichter. Kratzten angewidert die Panade vom Gemüse. Wie kann man nur? Das strotzte ja vor Fett. Allgemeines Maulen über die Küche. Nur Werner machte sich mit Heißhunger übers Essen her. Endlich mal etwas zum Beißen, meinte er anerkennend und begann einen Diskurs über die besten Wiener Schnitzel, die man beileibe nicht in Wien bekäme; er zum Beispiel kenne da ein Beisl in den Staaten...

So richtig lachen mochte keiner. Irgendwie schien die Stimmung einen Knacks zu haben.

Nun brütet Mathis vor sich hin, macht aus seinem Unmut kein Hehl. Die Gruppe scheint müde. Das passiert häufig in der Mitte der Woche. Gerade wenn die Bedingungen so sind wie diesmal in Ischgl. Der tiefhängende Himmel. Der kalte Regen gestern. Zu Wanderungen ist die Gruppe bisher nur in Pullovern und Anorak ausgerückt. Bei der Morgengymnastik mußten sich alle ständig bewegen, um nicht zu frösteln. Das Wetter konnte einem wirklich aufs Gemüt schlagen.

Nun zeigt sich zum ersten Mal die Sonne, aber Mathis hat bei den Frauen und Männern einen Unwillen ausgemacht, den sie selbst noch gar nicht ahnen. „Die muß ich aufwecken“, sagt er zu Marietta. Sie nickt. Kennt das. Noch eineinhalb Stunden Mittagspause – in der Zeit läßt sich der Toni mit Sicherheit schon etwas Wirkungsvolles einfallen. „Scheuch’ sie ruhig ein bißchen. Das vertragen sie jetzt.“

90 Minuten später steht er in der Halle neben einem Bündel von Skistöcken. Toni Mathis hat die Radlerhosen angezogen, ein knappes T-Shirt und das Stirnband umgelegt. „So Freunde“, meint er, nachdem alle versammelt sind, „heute tun wir etwas für den Willen.

Laßt uns mal sehen, wie weit Ihr an die Grenzen gehen könnt." Er lächelt. „Auf! Jeder ein Paar Stöcke – und dann los!"

Sie traben aus dem Ort hinaus, auf den Höhenweg in Richtung der Pardatschbahn. An einem kleinen Gatter macht Mathis Halt. Er hängt seinen Windschutz über den Viehzaun, die Anderen tun es ihm nach. Dann deutet er nach oben.

Die Gruppe steht am Fuß eines Skihangs. Jetzt im Sommer ist die Steilheit erst richtig zu erkennen. Hundert Meter Schneise sind in den Bergwald geschlagen worden. Eine narbige Wiese wird von einem schmalen Steig durchschnitten, der sich in Serpentinen nach oben windet.

„Die Guten laufen bis zur Kuppe", sagt Mathis und zeigt zu der Stelle, an der sich der Steig verliert. „Die Anderen machen bei der Hälfte kehrt. Ihr müßt mindestens fünfmal hoch. Wer dann noch kann, legt noch ein, zwei Wiederholungen drauf. Es hat keinen Sinn, wenn Ihr Euch selbst was in die Tasche lügt. Hier müßt Ihr Farbe bekennen. Ihr habt jetzt 20 Minuten Zeit, um mal echte Leistung zu bringen. In einer halben Stunde will ich keinen mehr sehen, der nochmal da rauf rennen könnte. Gebt Euer Bestes. Und versucht Euch beim Runtergehen einigermaßen zu erholen. Ich wünsche allen viel Spaß."

Manchmal legt Mathis beim Lächeln die Zähne auf eine Art frei, die an Jack Nicholson erinnert. Das sind die Augenblicke, in denen man vorgewarnt sein sollte.

Mit dieser Miene hat er auch die jungen Menschen gemustert, die er an einem Sommervormittag auf Vordermann bringen sollte, damals in Seefeld. Die Sonne schien aufs Gelände des Fünfsterne-Hotels „Interalpen"; das Frühstück war knackig; der Betriebsausflug der Kölner Gruppe DACO, Unternehmensberatung, hatte gefallen; besonders das Rafting vom Vortag hatten alle genossen; nun würden sie sich noch ein paar Fitness-Tips geben lassen – dann brachte sie der Flieger zurück ins Rheinland.

Wohlwollend gruppierten sie sich um den sportlichen Menschen, der ihnen als Toni Mathis vorgestellt wurde. Einer der bekanntesten österreichischen Fitnesstrainer. Guru für manche Sportler. Freund der Formel-1-Fahrer und Ski-Asse. Berater renommierter Manager. Mutmacher von Millionären und Musterathleten. So war er annonciert worden. Könnte ja ganz interessant sein, was einer wie er zum Thema „Fitness" erzählen kann.

Mi

Nachsichtig lächelten ein paar der braungebrannten Herrschaften, als Mathis meinte: „Ich werde Ihnen zeigen, daß Sie Raubbau mit sich treiben. Sie beraten andere, wie sie am besten ihr Kapital anlegen. Aber wenn es darum geht, Ihre eigene Firma in Schuß zu halten, da versagen Sie." Die „eigene Firma", sagte er, sei ihr „Körper". Wenn es da nicht mehr stimmt, können Sie das Unternehmen liquidieren."

Einige raunten. Was wollte der Mensch eigentlich? Kannte keinen aus der Gruppe und erzählte, man sei außer Form geraten. Dabei frequentierte man regelmäßig das Studio und die Sonnenbank; man paßte prima in Sportklamotten, hatte ein teures Mountain Bike, ein erstklassiges Tennisracket, eine exklusive Golfausrüstung.

Mathis bat zum Waldspaziergang. Die 200 Menschen wanderten gemächlich bergab. Nach zehn Minuten stoppte der Troß. Der Fitneß-Mensch zeigte in den Wald hinauf: „Ich vermute mal, daß Sie schon lange nicht mehr über Stock und Stein gelaufen sind. Jetzt haben Sie die Möglichkeit." Jeder solle nun nach seiner Fasson den

Berg hinaufstapfen, bis er einen 4o Meter höher gelegenen Forstweg erreicht hatte. Dann würden alle wieder gemächlich heruntermarschieren und den Anstieg ein zweites Mal in Angriff nehmen. Und wer sich danach noch fit fühle, möge einen dritten Anlauf machen.

Die Gruppe setzte sich in Bewegung. Ein paar Eifrige hefteten sich an Mathis' Fersen, der im strammen Schritt zwischen den Bäumen nach oben eilte. Die Betulicheren ließen es langsamer angehen.

Außer Atem gerieten alle. Nach dem zweiten Mal klinkten sich zwei Drittel der jungen Unternehmensberater aus. Standen, die Hände in die Hüften gestützt, im Wald und blickten ungläubig nach unten: Dort machte nämlich der 49jährige Mathis auch die Sportlichsten aus der Gruppe „platt". Die keuchten noch über Moos und Wurzeln, als er schon längst über den Berg war.

Vor 20 Minuten hatten viele sich noch nachsichtig amüsiert über den „Toni" und seinen Schmäh. Was sollte ihnen einer schon über das richtige Leben verklickern? Und nun hatte er's geschafft, daß jeder aus der Gruppe zähneknirschend seine persönliche Grenzerfahrung machen mußte. Waren sie wirklich so schlecht drauf? „Kommen Sie nur", sagte nun dieser Mathis zu allem Überfluß, „das war der Anfang. Jetzt werden wir dehnen. Ein bißchen die morschen Knochen ölen."

Die 200 erfolgreichen Geschäftsleute bewegten sich auf der großen Wiese vor dem Hotel, als sei ihnen ein kollektiver Hexenschuß ins Kreuz gefahren. Nur wenige – vor allem Frauen – konnten beschwerdefrei in Mathis' 25-Minuten-Programm mithalten. Der Rest prustete und stöhnte, jammerte wegen schmerzender Muskeln und kicherte verlegen wegen der eigenen Unbeholfenheit.

Gerade die unscheinbaren Übungen brachten die Turner aus der Fassung. „Stellen Sie sich aufs rechte Bein und ziehen mit beiden Händen das linke Knie zur Brust. Bleiben Sie so stehen.“ Nur wenige schafften es. Die meisten zitterten ein wenig, mußten dann aufgeben.

Mi

Zufrieden betrachtete Mathis die verkrampften Bemühungen der Betriebsausflügler. Jetzt waren sie reif. Für eine ernste Ansprache. Weit sei es mit ihnen gekommen, meinte er. Zehnjährige Kinder seien besser in Schuß als sie, von denen man behauptete, sie seien im besten Menschenalter. „Sie treiben ein gefährliches Spiel mit sich selbst. Gehen Sie duschen – und dann zeige ich Ihnen noch etwas.“

Eine halbe Stunde später hatten sich alle im pompösen salle de séjour versammelt. Sie rückten die Fauteuils zurecht und sahen zu Mathis, der auf einem hübsch drapierten Tisch ein Sortiment frischer Lebensmittel arrangiert hatte. Er schlug nun einen härteren Ton an. Ob man gestern abend schön gefeiert hätte? Mit einem guten Glaserl Roten und einem ordentlichen Trumm Filet und einer Zigarre? „Na, dann zeig' ich Euch mal, was es auf sich hat mit Eurem Leben als Gourmets. Wißt's Ihr, was Ihr seid? Hautsäcke – außen schön anzusehen und innen voller Müll.“

Er brockte das Frühstück – zwei Semmerl, ein Croissant und ein Müsli für die Gesundheit in ein großes Gefäß. Goß mit drei Tassen Kaffee und einem Orangensaft auf. Füllte das Mittagessen – Wiener Schnitzel mit Pommes, Obstsalat, ein Supperl, einen Kaffee zur Verdauung – dazu. Eine kleine Jause landete im Gefäß. Und das Abendessen – Spargel, Steak, Dessert, Käse, zwei Viertel Wein. Noch ein Glas Bier und ein Digestif. Mathis griff zum Rührstab. Der Mixer quälte sich durch die Masse, hackte alles klein, manschte einen Brei. Mathis füllte ein Gläschen ab.

„Riecht einmal dran“, sagte er und ließ die karamelfarbene Flüssigkeit herumgehen. Jeder hielt seine Nase in das Gefäß und konstatierte den Gestank von Erbrochenem.

„Und das tut Ihr Euch jeden Tag an.“, meinte Mathis. „Damit attackiert Ihr Eure Bauchspeicheldrüse und Eure Leber. Es ist überhaupt ein Wunder, wie lange ein Körper so etwas erträgt, ohne sich zu wehren. Aber es kommt der Moment, wenn es zu spät ist. Darüber solltet Ihr nachdenken.“

Es war ziemlich still geworden. Auch die Witzbolde der Gesellschaft fanden keine Worte. „Wenn du die Leute zu einem gesunden Leben zurückführen willst, mußt du sie schocken. Sonst reagieren sie gar nicht.“, sagte Mathis.

In Seefeld funktionierte die Methode. Zum Abschied hatte die Hotelleitung noch ein hübsches Büffett in der Lounge eingerichtet. Feine Sachen gab es da. Aber der rechte Appetit bei den 200 Jungdynamikern mag nicht aufkommen. Sie grasten das Obst und Gemüse und das Vollkornbrot ab. Die Gänseleber blieb liegen. Auch um die Cola machten die meisten einen Bogen.

Nicht alle natürlich – einer griff sich eine Bottel. Wie zur Entschuldigung erklärte er dem Nebenmann: „Mein Hautsack braucht das jetzt.“ Aber ganz leise sagte er es. Damit es der Mathis nicht hörte.

Udo setzt sich an die Spitze der „Guten“. Zusammen mit Conny, dem Eishockeyspieler, und Daniel, dem Karatekämpfer, sprintet er los. Leichtfüßig wendet er im Sprung bei der ersten Serpentine, leichtfüßig rennt er auf die zweite Kurve zu. Auf diese Kehre folgen ziemlich rasch zwei weitere. Nun hat das Spitzentrio die Hälfte der Strecke hinter sich gebracht. Ein kleiner Steig zweigt nach rechts weg; das ist die Stelle, an der die weniger „Guten“ umkehren werden. Für Udo, Conny, Daniel und ein halbes Dutzend anderer Männer führt der Weg nun in zunehmender Steilheit und ohne großen Knick nach links querend aus dem Hang. 40, 50 Meter sind es bis ganz oben.

Udo ist Rennfahrer, begabt und mit einer großen Zukunft. Er hat begriffen, daß er in seinem Sport auch mit dem größten Talent nichts gewinnen wird, wenn er den Körper nicht für Höchstleistungen vorbereitet. Schlank ist er, mit effizienter Muskulatur. Der Junge mit seinem borstigen nach hinten gegelten Haar hat einen Schlag bei Frauen wegen seiner unbekümmerten charmanten Art und mit diesem Nice-Guy-Gesicht. Er liebt Bewegung, er sucht Herausforderungen. Autofahren, sagt er, macht erst Spaß, wenn es „am Limit“ betrieben wird.

Sein Einbruch kommt nach zwei Dritteln der Strecke. Er kann keine Luft mehr schnappen. In seinem Rachen macht sich metallener Geschmack breit. In Brust- und Armmuskeln sticht es. Und die Beine scheinen wegzuknicken. Aus dem leichten Lauf ist ein wütendes Stampfen geworden. Mit wildem Armschwung versucht Udo sich den Hang hinaufzuschaukeln. Er kneift die Augen zusammen; den Weg sieht er nur noch verschwommen, den Rest seiner Umwelt nimmt er nicht mehr wahr. Er braucht den Kopf nicht zu heben um sich zu vergewissern, wie weit es noch ist. Grausam weit.

Ich muß, ich muß, ich muß. Der junge Autorennfahrer hat einen ausgeprägten Ehrgeiz. Er möchte dranbleiben an seinen beiden Vorderleuten. Ihre letzten schweren Schritte hämmern die drei Leistungssportler mit der Verzweiflung und der gleichzeitigen Gewißheit von Leuten, daß die Quälerei gleich ein Ende haben wird, in den Schotter. Dann sind sie oben. Daniel stützt die Hände auf die Oberschenkel, Conny geht in die Hocke, Udo kniet sich ganz auf den Boden. „Wahnsinn“ keucht er. „Totaler Wahnsinn!“

Er richtet sich auf und beginnt langsam mit dem Abstieg. Der Puls beruhigt sich, Udo sieht wieder klar und wundert sich, daß er noch vor ein paar zehn Sekunden gemeint hat, er würde nie mehr einen schnellen Spurt anziehen können. Er marschiert mit markigem Stockeinsatz vorbei an Männern, die sich noch hinaufmühen. Auf halber Höhe trifft er mit Gabi, der Hausfrau, zusammen. Puterrot ist sie im Gesicht, hat viele kleine Schweißperlen auf der Stirn und sieht ziemlich mitgenommen aus. Aber glücklich.

Kaum eine Pause gönnen sich Daniel und Conny. Am Zaun angekommen, drehen sie auf dem Absatz um und spurten wieder los. Udo hinterdrein. Wieder sieht es beinahe locker aus. Bis zur langen Schlußgeraden, auf der Udo etwas früher als beim ersten Mal gegen sich selbst zu kämpfen hat.

Noch ein Anlauf. Noch einer. Nun fühlt sich der Sauerländer schon müde, als er startet. Was heißt da „müde“? Kaputt ist er. „Auf dem Zahnfleisch“ kommt er daher. „Platt“. „Blau“. „Am Limit“.

Siebenmal nimmt er den Berg. Das letzte Anrennen ist ein einziger Kampf. Die Muskeln schmerzen schon vor dem ersten Schritt. Zur Hälfte der Strecke ist auch der Rest Kraft verpulvert. Nur noch der Wille, nach oben zu kommen – dorthin, wo finito ist – hält den 22jährigen in Bewegung. Ein paarmal droht er über kleine Unebenheiten zu stolpern. Er fixiert den Blick auf Connys Waden. Der liebt diese Art Training. Damit, so hat er erzählt, malträtiert er als Coach auch gern die Erstligaspieler in Feldkirch. Es reizt die Spritzigkeit jedes Athleten bis zum Gehtnichtmehr aus.

Connys Waden zeichnen sich scharf unter den Leggins ab. Bei jeder Belastung erstarrt die Muskulatur in Härte, entspannt sich kaum noch. Die Füße federn jetzt keinen Schritt mehr ab; platt setzt Conny die Schuhe auf. Dazu stößt er jedesmal kurz und komprimiert die Luft aus. Conny, die Dampflokomotive. Vor ihm Daniel, der sich eher still quält, den Atem bläst er aus vollen Backen. Wie sehr auch ihn dieser letzte Spurt fordert, ist nur an den zu Fäusten geformten Händen zu erkennen. Vorhin hatte er sie noch flach, mit durchgestreckten Fingern am Körper vorbeigeführt. Nun ballt er sie – als ob dieser kleine Kraftakt ihn von der großen Anstrengung ablenken könnte.

Dann ist er oben. Hände auf die Oberschenkel. Conny kommt, keuchend. In die Hocke. Udo, mehr gehend als rennend. Er läßt sich fallen. Hat in diesem Augenblick das Gefühl, nur noch aus schmerzenden Beinen zu bestehen.

Diesmal verschwinden die Beschwerden nicht mehr. Sie bleiben. Als er ins Tal zurücksteigt, verläßt er sich vor allem auf seine Arme und die Arbeit mit den Skistöcken. Die werden schon verhindern, daß er wegknickt. Wie soll er jemals wieder richtig laufen?

Am Gatter sind die Anderen schon versammelt. Erschöpfte Sportsleute, sie alle. Jeder für sich ist an seine Grenze gegangen und hat soeben eine Erfahrung mit sich gemacht, die er gar nicht mehr so richtig kannte. Fritz ist fast schmerzfrei, aber erschöpft. Gabi kann sich nicht erinnern, mit sich selbst so hart umgesprungen zu sein. Wolfgang, naja der untertreibt wieder mal heftig, als er sagt, daß er eigentlich mausetot sei.

Werners Augen scheinen gleich aus dem Kopf zu fallen, doch er hat etwas im Gesicht, was man von früher kennt, als er noch die großen Rennen fuhr. Damals nahm er im Zielraum der Kitzbüheler „Streif" oder der Lauberhorn-Abfahrt den Helm vom Kopf und jedermann, der ihm in die Augen sah, wußte, daß Werner etwas

Einzigartiges erlebt hatte: durchgestandenes Risiko, ein Solo gegen sich selbst, ein Sieg gegen die eigenen Zweifel.

Nun sieht Werner, übergewichtig und seit 20 Jahren unsportlich, wieder so aus. „Nie mehr wieder so eine Schinderei", sagt er und lacht. Er würde es nie zugeben – aber stolz ist selbst er, der große Skeptiker.

Weiter! Mathis führt die Gruppe durchs Dorf zum Sportplatz. Es ist wirklich ein schöner Nachmittag geworden. Die Sonne hat den Rasen abgetrocknet, vom Hotel hat einer die Gymnastikmatten und Mineralwasser gebracht. Die Bergaufläufer ziehen ihre Schuhe aus, traben und gehen über den kurzgeschorenen Rasen. Herrliches Gefühl. Die Füße weiten sich, die Muskeln werden lockerer.

„Legt Euch auf die Matten", ruft Mathis und dirigiert anschliessend eine 45minütige Erholungsgymnastik. Mit den Beinen wird durch die Luft geradelt, die Bauchmuskulatur wird bearbeitet, die Beine werden ein bißchen be- und ein wenig entlastet. Muskulatur wird gedehnt, gelockert, entspannt. Zum Schluß hocken Mathis und seine Leute im Schneidersitz und halten ihre Gesichter in die warme Nachmittagssonne. Die Gruppe verstrahlt tiefe Zufriedenheit.

Dann werden die Matten eingesammelt, und man macht sich auf den Heimweg zum Hotel. In Grüppchen schlendern die Frauen und Männer durchs Dorf, sind sehr aufgekratzt. Sie haben sich viel zu erzählen, sind ausgelassen wie Kids in der Pause auf dem Schulhof.

Auch Udo spürt diese seltsame Euphorie. Leicht ist ihm. Obwohl er eigentlich bleierne Beine haben müßte, ist ihm nach Hüpfen zumute. Obwohl er sich eigentlich ausgebrannt fühlen sollte, fragt er sich, was wohl als nächstes auf dem Programm steht. Blendend geht es ihm, und ihm ist, als könnte es nur noch besser werden.

Mathis trottet grinsend hinter der Gruppe drein. Na bitte, wieder mal geschafft. Er könnte jetzt mit wissenschaftlichen Erkenntnissen erklären, warum diese Menschen auf einmal so aufgedreht sind. Daß ihnen das Adrenalin nur so durch den Leib schießt. Aber er sieht solche Vorgänge lieber viel simpler: „Sie haben das gebraucht. Daß jemand sie mal wieder aus ihrem Trott herausholt und ihnen zeigt, daß mehr in ihnen steckt, als sie selbst geglaubt hätten. Heute an diesem Berg hat keiner gekniffen. Ich habe ihnen in die Augen gesehen. Da war alles drin. Verzweiflung, Erschöpfung, Kampf, das Gewinnen-Wollen. Und sie haben sich gegenseitig unterstützt. Der Junge hat die Leistung des Alten respektiert, und der Alte hat den Jungen zu noch mehr Leistung angetrieben. In 20 Minuten ist die Gruppe zusammengewachsen. Jetzt kann nichts mehr passieren.“

Er legt die Zähne frei. Jaja, sagt Toni Mathis, manchmal muß man die Menschen zu ihrem Glück prügeln.

Tonis Hand-Werk

Toni Mathis entdeckt, daß er ein besonderes Gespür für den menschlichen Körper hat – und er macht die Erfahrung, daß es abseits der Schulmedizin noch andere Möglichkeiten zu helfen gibt.

Mi

„Sei ehrlich, Toni, Du machst doch die Wirtschaft gar nicht gern.“ Nicht zum ersten Mal sprach Marietta das Thema an. Und Toni Mathis wußte, wie recht sie hatte. Die Familie hatte ein gutes Auskommen. In Hohenems waren Marietta und er gern gesehen. Führten das „Schwefelbad“ fabelhaft, hatten immer neue Einfälle. Umgängliche, fleißige Menschen waren sie, wenn auch keine Wirtsleut’ vom alten Schrot, wie man sie sich vorstellt.

„Gern oder nicht gern. Das ist ja nicht der Punkt. Wir leben gut und brauchen uns keine Sorgen ums Geld machen. Wenn wir Möbel brauchen, kaufen wir uns welche. Und das Kind kann später auf eine bessere Schule gehen. Das müssen wir alles bedenken.“

„Aber gern machst du es nicht, oder.“ Marietta ließ nicht locker.

Naja, sagte Toni, da gäbe es schon etwas, was er lieber täte. „Wenn ich dem Masseur unten im Schwefelbad zuschaue, denke ich mir, das kann ich doch besser. Das ist wie eine fixe Idee, seit ich damals im Spital war, wegen meinem Rücken.“

„Na, dann mach’ es doch. Geh’ nochmal in die Lehre und baue dir ein Geschäft auf. In der Zwischenzeit arbeite ich wieder als Kosmetikerin. Da habe ich eh viel mehr Spaß dran als am Gasthaus. Wir müssen es so machen, Toni. Ich weiß, daß es richtig ist.“

„Aber Du weißt auch, daß es zwei Jahre dauert, bis ich meinen Gewerbeschein habe. Und dann verdiene ich am Anfang gerade mal 3000 Schilling im Monat – ich habe mich erkundigt; da ist nicht mehr drin.“

Das sei schon in Ordnung so, meinte Marietta und lächelte ihren Mann an. Diesem Lächeln hat er nie etwas entgegenzusetzen gehabt. Also begann er die Ausbildung zum österreichischen Heilmasseur und Bademeister.

Er pendelte zwischen Hohenems und der Praxis des Doktor Brandner in Villach. Er wälzte Anatomie-Lehrbücher, er schlug sich mit Wörtern in lateinischer Sprache herum. Mathis lernte, wo die musculi interossei dorsales an den Füßen zu finden sind; er paukte, welche vier Hauptmuskeln uns das Kauen ermöglichen. Er prägte sich alles ein. Unterschiedslos sog er Wissen in sich auf – was für ihn wichtig würde, wollte er später aussortieren. Für den Augenblick war er hungrig auf alle Informationen über den menschlichen Körper.

Aufregend wurde der Unterricht, wenn die Ausbilder mit den Jung-Masseuren den Patienten auf den Leib rückten. Mathis spürte die Euphorie beim Hineingreifen in die Körper. Und schon nach den ersten Körperkontakten wußte er, daß er jetzt sein Ziel gefunden hatte.

Aus Villach zurück, stieg er als Lehrling bei einem Masseur in Bludenz ein. Der hatte den Ruf, mit seinen chiropraktischen Methoden der Zeit ein Stück voraus zu sein. Ein guter Ausbilder – nicht nur, weil er sich mit der Arbeit besser auskannte als die meisten anderen, sondern vor allem, weil er den Lehrling bald ganz eigenständig machen ließ. Er hatte erkannt, daß Mathis außerordentlich begabte Hände und ein ungewöhnliches Gespür für die Menschen hatte.

So ganz konnte sich der Lehrherr nicht mit den Ansichten des Jungen anfreunden, aber was machte das schon? Die Leute rannten ihm die Bude ein und wollten vom Stift“ massiert werden. Der „Stift“ wiederum konnte gar nicht genug kriegen. „Du hobelst ja wie ein Verrückter“, sagte der Chef. Und Mathis meinte nur: „Den Leuten tut es gut, Dir tut es gut – und ich mag es so.“

20 Vollmassagen am Tag. 20mal an den Zehen beginnen und sich bis zu den Fingern durcharbeiten. In die Waden greifen, mit den Händen in den Oberschenkeln werken, die Muskulatur rund um die Wirbelsäule rannehmen.

Toni Mathis stürzte sich auf die Menschen, die vor ihm lagen. Dicke, Dünne, Sportler, schlaffe „Hautsäcke“. Hemmungen kannte der junge Masseur nicht. Je schwieriger ein Kunde, desto größer Mathis' Begeisterung. Den Muskel wollte er erstmal kennenlernen, den er nicht weichkriegte. Und wenn sich mal die Muskulatur eines Kunden widersetzte, dann machte er weiter, bis er das Gefühl hatte, jetzt würde er ihr beikommen.

Er experimentierte mit allen Techniken, die die Lehrbücher anboten. Friktionieren. Klatschen. Kneten. Kreisen. Kneifen. Hacken. Klopfen. Walken. Reiben. Rollen. Daumengang. Perkussion...

Ich habe mich in das Fleisch förmlich hineingeklammert. Wollte alles lernen. Jede neue Reaktion habe ich gespeichert und mit den bisherigen Erfahrungen verglichen. Ich brauchte ein Jahr, in dem ich mich durch die Menschen gewühlt habe und lernte, was in welchem Moment das Richtige ist. In dieser Zeit haben die Finger sich angewöhnt, die Unterschiede zu erkennen. Blind habe ich mich ans Gewebe herangetastet und meine Sensibilität dafür geschult, was da unter der Haut passiert. Das war so aufregend und so anders, als es die Bücher lehrten. Das war aber auch die Bestätigung vieler Zweifel an den Ärzten, die sich in den Jahren zuvor aufgebaut hatten. Ich merkte, daß ich mit wachsendem handwerklichen Können und mit zunehmendem Wissen in einen Konflikt mit den klassischen Medizinern rutschen würde. Ändern konnte ich es nicht.

Auch wenn er geahnt hätte, wieviel Ärger er noch mit den Doktoren bekommen würde – zu diesem Zeitpunkt war für Toni Mathis ein Umkehren nicht mehr möglich. Er genoß die Fähigkeit, helfen zu können, wo andere nur noch mit den Schultern zuckten. Er hatte das Metier gefunden, in dem es sich für ihn lohnte, der Beste zu sein.

Das spürten auch die Kunden. Willig begaben sie sich unter seine Hände und ließen Dinge mit sich anstellen, die sie bisher beim Masseur nicht erlebt hatten. Toni Mathis nahm sie in Empfang, las die Überweisung des Arztes durch und begann zu zetern: Wieder so ein Schein im Mediziner-Latein. Keine Sau versteht, was gemeint ist, und so soll das auch sein. Denn, das hatte er durchschaut, hinter dem ganzen wissenschaftlichen Gehabe verbargen die Doktoren ja doch nur ihre eigene Unsicherheit. Klar, sie konnten diagnostizieren, daß ein Muskel verhärtet, eine Sehne entzündet, etwas in der Wirbelsäule nicht in Ordnung war. Aber das war es dann auch.

Warum der Muskel starr wie ein gefrorenes Tau, die Sehne zum Zerreißen gespannt, die Wirbelsäule kurz vor dem großen Vorfall war – das konnten die Mediziner nicht erklären. Sie entledigten sich mit ihrer fadenscheinigen Diagnose des Patienten. Sie verschrieben Massagen und eine Therapie. Doch wogegen? Warum? Mit welchem Ziel? Da lag der Patient mit seinem schönen lateinischen Überweisungsschein, und der Therapeut wußte nicht, wo anfangen und wie weitermachen.

In Fortbildungskursen versuchte Mathis zu erfahren, mit welchen Methoden – neben den gängigen, die er in Villach gelernt hatte – er bei der Behandlung weiterkommen könnte. Lymphdrainage, Bindegewebsmassage, Fußreflexzonenbehandlung, Elektrotherapie... -Mathis wollte alles Wichtige lesen, hörte sich bei Kollegen um, suchte bei Exoten Anregung.

Er erinnerte sich an den Taxifahrer, mit dem er regelmäßig im „Schwefelbad" zu tun gehabt hatte. Ein schmächtiger unscheinbarer Mensch war das gewesen, der meistens in einer stillen Ecke hockte und in einem transzendentalen Büchlein schmökerte, während er auf Gäste wartete, die er in die Innenstadt von Hohenems fahren sollte. Und obwohl er so unauffällig, so dürr und so skurril war, lachte doch keiner über ihn. Eine ganz eigene Ruhe verstrahlte der Mann. Ein Jahr lang war er verschwunden gewesen, abgetaucht in den Fernen Osten. Als er von seinem Trip zurückkam, hatte er diese Aura von Unantastbarkeit und großer Gelassenheit.

Er hatte das Jahr in einem tibetanischen Kloster verbracht und dort wohl eine Menge gelernt. Manchmal, wenn der Betrieb nicht nach ihm verlangte, setzte sich Mathis zu seinem ruhigen Gast und ließ sich erzählen aus dieser anderen Welt, in der die Menschen anscheinend pfleglicher mit sich und den Mitmenschen umgingen. Das gefiel Mathis – wofür die Unterhaltungen mit dem „tibetanischen" Taxler einmal gut sein würden, konnte er nicht ahnen.

Nun erinnerte er sich. Was hatte ihm der Mann erzählt? Der Mensch besteht aus Energie, es gibt Ying und Yang, man kann mit positivem Denken eine Menge in seinem Körper bewirken.

Schon möglich, dachte Mathis. Vielleicht hilft mir das später mal weiter. Er besuchte einen alten Mann, der in der ganzen Region wegen seiner Wunderheilungen bekannt war. Der schaute ihn kurz an und meinte dann: „Was willst wissen?"

Wie das sei mit dem Handauflegen. Ob man das lernen könne und ob es wirklich helfe. Ob er, Mathis, der Richtige sei, um den Menschen zu helfen, wenn sie einen Schmerz am Rücken haben.

Der Alte lächelte. „Du wirst noch schwere Zeiten durchstehen müssen. Geschenkt wird dir nichts. Aber du hast die rechten Hände. Gehe deinen Weg und laß' dich nicht beirren. Die Doktoren können viel erzählen, aber sie wissen nicht alles. Vertraue deinen Händen und vertraue dem, was du siehst. Kümmere dich vor allem um die Menschen, dann wirst du auch dorthin kommen, wo du hin willst."

Wo das denn sei?

Mi „Das mußt du selbst wissen. Du hast keine Beispiele und es gibt keine Vorbilder. Du mußt Dich schon allein zurechtfinden. Dein Weg ist ein ganz anderer als der, den ich habe. Aber wir wollen das Gleiche."

Marietta sagte, er solle sich Zeit lassen. Sie würde schon für die Familie sorgen. Seine Schwester kam zu ihm und klagte wegen Kopfschmerzen. Er legte die Hände auf ihre Stirn, massierte die Schläfen und die Schultern – die Schmerzen lösten sich auf. Die Patienten wollten nur noch zu ihm; „der Mann hat goldene Hände" sagten sie. Die ersten Sportler suchten seine Hilfe.

Alles lief bestens. Nur er war unzufrieden. Grübelte, sinnierte, haderte mit sich und den Umständen. Irgendwas machte er falsch.

Da kommt einer, mit einer Überweisung vom Arzt. Der hat festgestellt, daß die Muskulatur völlig verspannt ist – wahrscheinlich hat sich der Mann beim Skifahren bis zur Bewegungsunfähigkeit blockiert. „Der Doktor hat gesagt, du sollst mich massieren und mit Wärme behandeln", sagt er und legt sich hin.

Sicher. Ich hatte gelernt, wie man das macht. Wärme und Massage. Das waren die Zauberwörter. Gnadenlos wurde dann lostherapiert. Zuerst wurde eine Fangopackung auf den Muskel hinaufgelegt. Vielleicht habe ich die Stelle zusätzlich mit einer Rotlichtlampe aufgeheizt. Dann griff ich in die Vollen. Habe ein scharfes Öl zum Massieren benutzt und danach die Stelle noch mit einer Trau-

masalbe behandelt. Die war so aggressiv, daß es einem die Haut von den Fingern geschält hat. Wenn da Bienengift drin war, war es noch harmlos. Andere Präparate waren mit Nikotinsäure versetzt. Da hast Du schon vom Anschauen ein Brennen in den Augen bekommen.

Ich habe also den Muskel aufgewärmt, durchgeknetet, mit einer Feuercreme zum Brennen gebracht – und dann bin ich mir vorgekommen wie der Wundermann, wenn der Patient aufgestanden ist und gemeint hat, daß es ihm jetzt aber viel besser geht. Anfangs war ich mir ja noch nicht darüber im Klaren, daß ich mit meiner brutalen Aufheizung die Schmerzen im Muskel nur überdeckt hatte.

Zu denken gab mir nur, wenn die Leute drei Stunden später mehr als zuvor klagten. Gelitten haben sie wie die Viecher, weil ich in ihrem kranken Muskel Reize gesetzt hatte, wo sowieso schon Überreizungen vorhanden gewesen waren.

Das konnte es nicht sein. Mathis versuchte mit seinem Chef über seine Beobachtung zu reden, daß die klassischen Therapiemethoden bestenfalls bei 50 Prozent der Leute zu einer Verbesserung führten. Der Rest der Kunden sprang irgendwann ab, weil sie die ständigen Enttäuschungen und die gleichbleibenden oder sich verschlimmernden Schmerzen nicht mehr ertragen konnten. „Was wir machen, ist Zufallsarbeit", sagte Mathis, doch der Chef wiegelte ab. „Bleib' mir weg mit Deinen Ideen. Mach', was Du willst und nimm' es auf Deine Kappe, aber ich weiß, wo meine Grenzen sind. Ich bin schließlich kein Arzt oder Wunderheiler. Ich bin Masseur."

Nutzlos, da weiterzudiskutieren.

Toni Mathis überlegte: Die harte Tour – Hitze, grobe Griffe bei der Massage – brachte nicht immer den gewünschten Erfolg. Warum also sollte er nicht eine sanftere Version versuchen. Er verzichtete nun in vielen Fällen auf Fangopackungen und Rotlicht-Bestrahlungen. Statt der scharfen Salben nahm er mildes Massageöl und behandelte die Muskulatur schonend. Er begann sich Gedanken zu machen, mit welchen Bewegungsprogrammen seine Therapie unterstützt werden konnte.

Durch die Erfolge fühlte er sich bestätigt. Die Patienten erzählten ihm, daß sie sich im Anschluß an die Behandlung besser fühlten und daß dieser Zustand auch hielt.

„Das ist wie mit dem Training", sagte Mathis zum Chef. „Nur schade, daß ich es jetzt erst kapiere. Training darf schon mal weh tun – und zwar während des Trainings. Oft ist es sogar notwendig, daß du dich plagst. Aber nach dem Training – nach dem Duschen und vielleicht, wenn du dich hast massieren lassen – nach dem Training muß es dir besser gehen. Bei mir war das in der aktiven Zeit ganz anders. Ich habe mich während des Trainings toll gefühlt; hernach ist es mir beschissen gegangen."

„Jetzt fährst ja keine Rennen mehr. Für was mußt du das jetzt wissen?"

„Weil es bei den Patienten das Gleiche ist. Du kannst eine Massage so machen, daß es dem Mann sofort gut geht. Wenn er aber nach Hause kommt, tut es ihm so weh wie noch nie. Oder Du massierst ihn so, daß der Muskel aufmacht. Das dauert länger und braucht viel Geduld; manchmal zwickt es auch. Aber du machst keine Fangopackung und sowas; nur die Massage, bis der Muskel wieder locker ist. Und ein bißchen Bewegung. Dann geht er heim und fühlt sich auf Dauer besser."

Der Chef wußte nicht recht. So stand es nicht auf den Überweisungsscheinen und so hatte er es nicht in der Schule gelernt. Und dann kam ihm der junge Mathis auch noch mit modischen Hirngespinsten wie Elektro-Impulsen für den Muskel oder mit diesen Spinnereien wie Akupunktur.

Sei's drum. Die Lehrzeit des Toni Mathis war ohnehin vorbei, der „Stift" bekam – trotz seiner fortschrittlichen Ideen – ein erstklassiges Zeugnis und man trennte sich mit den aufrichtigsten Wünschen. Die Mathis' zog es nach Feldkirch, wo Marietta einen Kosmetiksalon und ihr Mann eine Massagepraxis mit angeschlossener Sauna einrichteten.

In Feldkirch verbreiten sich interessante Neuigkeiten ziemlich schnell. Kein Wunder, daß der Familienbetrieb Mathis nach der Eröffnung eine Weile zum kleinen Stadtgespräch wurde. „Da ist einer, der wirklich gut massieren kann", hieß es. Man munkelte auch, daß der Mensch so etwas wie magische Hände habe und daß er Verbesserungen bei den Patienten bewirke, an die die Ärzte schon nicht mehr geglaubt hatten. Beim ersten Mal kamen die Kunden aus Neugier. Danach waren sie überzeugt, bei Mathis in guten Händen zu sein, kamen wieder. Im Spital wurde man auf den kleinen Masseur aufmerksam. Den würde man wohl mal ein bißchen unter die Lupe nehmen müssen. Schließlich galt es ja, das Hoheitsrevier der bestallten Professoren zu schützen. Nicht daß sich da in Feldkirch ein „Wilderer" festsetze.

Noch sah Mathis nicht, daß sich gegen ihn eine Front formierte. Er hatte auch gar keine Zeit, sich um solche Machtspielchen zu kümmern. Die Patienten brauchten ihn. Manchmal hatte man den Eindruck, ganz Feldkirch wollte von Mathis durchgewalkt werden – der Arbeitskammerpräsident genau wie der Hochleistungssportler, der Arbeiter, die Hausfrau, der Geschäftsmann...

Es war eine faszinierende Zeit. Ich hatte nun genügend Erfah-

rungen gesammelt und konnte mich ziemlich sicher durch den menschlichen Körper bewegen. Ich habe hingegriffen und den Leuten ihre Beschwerden erklärt. Ohne großes Drumrum-Gerede, ohne wissenschaftliche Begriffe. Ich habe ihnen auf den Kopf zusagen können, wo es fehlt. Sie haben es anfangs bezweifelt, aber sie spürten ja am eigenen Körper, daß ich recht hatte.

Mi *Ich ging immer mehr dazu über, den Überweisungsschein des Arztes anzusehen und danach meinen eigenen Befund zu erstellen. Das ging nur durch sorgfältiges Abtasten der problematischen Stelle. Mittlerweile waren meine Finger durch die dauernde Arbeit an Menschen dermaßen sensibilisiert, daß ich mich ziemlich gut auf den Befund verlassen konnte.*

Ich fahre über die Haut und merke: Hier ist es warm, dort ist es kalt. Das sind Unterschiede von Zehntelgraden, aber man glaubt ja nicht, wie feinfühlig eine Hand sein kann, wenn sie darauf trainiert ist, die Differenzen zu ertasten. Gerade im Bereich zwischen dem ersten und dem fünften Lendenwirbel finden sich oft Kälteherde. Und die sind es, nach denen ich suche. Kälte, das bedeutet Minusenergie. Dort muß mit der Arbeit angesetzt werden. Weichheit entsteht da nur, wenn Muskel und Gewebe wieder mit der passenden Wärme versorgt werden.

Toni Mathis wurde zu gut. Nun stand sein Name schon in der Zeitung, wenn er wieder mal erfolgreich einen Leistungssportler behandelt hatte. Der Athlet schwärmte davon, wie ihn der Toni wieder auf die Beine gestellt hatte, und die Journalisten hatten einen schönen Stoff. Das war der positive Aspekt der beginnenden Bekanntheit. Doch nun hielten sich auch die Gegner nicht mehr zurück. Mathis sei ein Guru, der seine gewagten Versprechungen am Ende nicht würde einlösen können. Einer der sich maßlos überschätze. Einer, der nicht wisse, wovon er rede, weil er ja gar nicht studiert habe.

Und dann sagte es einer. Aus der anonymen Masse der klassischen Mediziner heraus war es zu hören: „Der Mathis, das ist doch ein Kurpfuscher!“

Einmal ausgesprochen reichte. Jetzt hatte man ihm den Stempel aufgedrückt. War er nun der „Mann mit den goldenen Händen“? Oder doch der „Kurpfuscher“?

Er bekam zum ersten Mal Ärger mit der Krankenkasse. Es ging um die Hobbysportler, die ihm die Ärzte überwiesen hatten. Diese Fußballspieler, Motocrossfahrer, Eishockeycracks kamen am Morgen nach Wettkämpfen zu Mathis und schleppten diverse Verletzungen auf die Liege. Manchmal reichte eine Massage und eine konservative Behandlung völlig aus – aber es gab eben auch immer wieder die Fälle, in denen er eine Wunde oder eine Blessur nachzuversorgen hatte. Doch de jure war das nicht sein Metier. Schon das Wechseln eines Tapeverbandes fiel nicht mehr in den Aufgabenbereich des Masseurs Toni Mathis. Die Inspektoren der Krankenkasse riefen Mathis' Kunden zuhause an und fragten nach, wie denn die Behandlung ausgesehen hatte. Wenn dann einer erzählte, ihm sei der Tapeverband erneuert worden, gab das einen weiteren Strich auf der Roten Liste.

Die Geschichte mit dem Elektroschock war da nur noch das Tüpfelchen auf dem i. In den Monaten zuvor war der Groll vieler etablierter Mediziner angewachsen – da kam eines Morgens ein Patient zum Feldkircher Masseur-Rebellen. Eine Muskelverhärtung im Arm hätte er und würde sich gerne behandeln lassen.

Mathis besah sich die Sache. „Ich hätte da ein Gerät, das mit winzigen elektrischen Impulsen stimuliert. Das tut garantiert nicht weh. Ich würde Ihnen gerne zeigen, wie es sich anfühlt, dann können Sie entscheiden, ob die Methode das Richtige ist."

Kein Einspruch. Mathis schloß das Gerät (eigentlich diente es zur Zellulitisentfernung an Frauenbeinen) an. Den Arm des Patienten hielt er fest in seiner Hand, durch die er auch zuerst den Strom fließen lassen würde um so zu gewährleisten, daß die Dosis stimmte.

Er schaltete an. Es gab keine Komplikationen, aber der Mann war nicht begeistert. Also schickte ihn Mathis ins Spital zurück.

Tags drauf wurde er zum Chef der Orthopädie zitiert. Er möge sich gefälligst dort mit seinem Teufelsapparat einfinden.

Er betrat die Chef-Ordonnanz. Ein Riesengeschrei. „Was bilden Sie sich denn ein? Der Patient erzählt, durch den Schock ist ihm der Arm hochgerissen worden. Der Mann hat schwere Schäden davongetragen. Sie werden sich verantworten müssen. Verklagen werden wir sie. Ihre Zulassung werden Sie verlieren."

Eine halbe Minute hörte sich Toni Mathis das Geplärr an. Zuerst war's ihm noch mulmig, dann kam immer mehr der Gedanke hoch, wie lächerlich sich doch so ein Professor machen kann. Mathis meinte: „Jetzt haben Sie genug gebrüllt. Setzen Sie sich hin, ich tue Ihnen jetzt die Elektrode an die Hand. Dann können Sie selbst urteilen."

Natürlich hat sich der hohe Herr nicht hingesetzt. Er hat weiter getobt und Mathis mit den schwersten Drohungen entlassen (Übrigens: Mittlerweile hat derselbe Ordinarius mehrere Bandscheibenoperationen hinter sich – Sturheit und Starrheit aber sind geblieben).

Stocksauer ging der kleine Masseur nach Hause. Krieg wollten sie haben? Na gut, dann würden sie ihn bekommen. Er würde kämpfen für seine Überzeugung. Er würde sich mit allen anlegen. Und wenn er dran kaputtgehen würde.

Abends zog er die Laufschuhe an und rannte durch den Wald. Das hatte noch immer gut getan, wenn eine Wut in ihm gärte. Die Luft roch so sauber, und die Berge hatten im Licht der tiefen Sonne eine rosa Grundfarbe. Was für ein Frieden in der Natur! Tief atmete Mathis durch; er merkte, wie sich seine Aggressivität auflöste. Er ließ seine Gedanken treiben – und da kam ihm wieder in den Sinn, was er unlängst gelesen hatte:

Du stehst vor einer Mauer – allein, und dahinter sind zehn Mann – und merkst, es geht nicht weiter. Im Gegenteil, die übermächtige Mauer kommt auf Dich zu, droht Dich zu erdrücken. Da hat es keinen Sinn, sich entgegenzustemmen. Es gibt eine viel bessere Lösung – tritt einfach einen Schritt zur Seite. Alles fällt in sich zusammen, und Du marschierst an den Trümmern vorbei in die richtige Richtung.

Genau! Genauso würde er es machen. Er würde sie kläffen und bellen und toben lassen. Einfach einen Schritt zur Seite und dann vorbei. Das war's!

Nur keine Kraftakte

Muskeln, Bänder, Sehnen – wie wir sie schonen, wie wir sie trainieren.

Mi

Vor Beginn der Saison 1996/97 besuchte mich der Formel-1-Pilot Jan Magnussen. „Toni, mach mich fit! Ich habe eine Woche Zeit."

Wir machten das nicht zum ersten Mal, und er wußte, was auf ihn zukommen würde. Magnussen, ein junger Kerl mit einer narrischen Begabung fürs schnelle Autofahren, hatte den Winter über wieder mal geschlampt. Anstelle sein Training durchzuziehen war er lieber auf die Jagd gegangen oder hatte sich mit den Mechanikern über den Wagen gebeugt. Ab und zu war er ein bißchen gejoggt oder hatte in der Gym Hall ein paar Gewichte gelupft. Aber daß es nicht genug gewesen war, gab er selber zu. „Ich brauche jetzt eine Woche hartes Training."

Die hat er bekommen. Er ist morgens Treppen hinaufgelaufen, nachmittags hat er im Kraftraum geschwitzt. Seine Halsmuskeln wurden mit einem speziell für die Rennfahrer entwickelten Power-Programm gestählt. Er wurde massiert und zum Aquatraining geschickt. Hat morgens sein ballaststoffreiches Brot gegessen und den Kräutertee geschlürft, tagsüber Obst und ein ganz leichtes Mittagessen gehabt, abends eine halbe Portion Spaghetti verdrückt – und dann ist er wie ein Stein ins Hotelbett geplumpst.

Am letzten Morgen wollte er eigentlich gar nicht mehr aus den Federn. Ob er nicht gleich zum Flieger fahren dürfe? Auf keinen Fall, sagte ich und habe ihn ins Auto gepackt. Wir fuhren zum Dünser Berg, er kriegte lange Skistöcke in die Hände gedrückt, und auf ging's.

Er hat sich gequält. Schon nach ein paar Minuten leuchteten hektische rote Flecken auf den Wangen, sein Schritt war müde, und er sprach immer wieder vom Umkehren. Aber er ist nicht umgekehrt. Nach einer harten dreiviertel Stunde stand er, 500 Höhenmeter über dem Ausgangspunkt, an der Mittelstation der Bergbahn, trank eine Apfelsaftschorle und genoß den Blick über den sonnendurchfluteten Walgau. „Manchmal hasse ich den Mathis“, sagte er. „Aber ich weiß auch, daß man manchmal den Einpeitscher braucht, der einen faulen Hund wie mich zur Leistung zwingt.“

Mi

Jetzt nicht erschrecken! Natürlich soll niemand dazu angehalten werden, sich wie ein Hochleistungssportler zu schinden. Das macht keinen Sinn. Sie sollen schon gar nicht in den Grenzbereich getrieben werden. Am schönsten wäre es, Sie hätten immer Spaß am Trainieren. Doch manchmal kann es auch geschehen, daß Sie sich aufraffen oder während des Übens zum Weitermachen zwingen müssen. Man ist nicht jeden Tag super drauf.

Es ist dann nur wichtig, daß Sie Ihren Körper gut genug einschätzen können, um zu beurteilen, wann Schluß sein muß mit der Belastung.

Wir wollen uns an dieser Stelle mit den Muskeln befassen. Was können sie leisten, was sollen wir von ihnen fordern, was dürfen wir ihnen nicht zumuten?

25 bis 35 Prozent des Körpergewichts machen die Muskeln bei Frauen aus, bei Männern sind es 40 bis 50 Prozent. Manche dieser „Mäuschen“ (das ist die Übersetzung des lateinischen „musculum“) arbeiten lebenslang undercover, so der Herzmuskel oder die bei der Verdauung wichtige Muskulatur im Darmtrakt. Andere sind gut sichtbar und leisten ihre Dienste auf Abruf: Sie lassen den Menschen hüpfen, heben, hantieren...

So ein Bizeps beispielsweise ist schon ein tolles Kraftwerk. Auf kleinstem Raum quetschen sich Muskelbündel, in denen dicht an dicht die Fasern liegen. Die wiederum bestehen aus mikroskopisch feinen Aktin- und Myosinfilamenten.

Und dort passiert es. Das Gehirn sendet einen Befehl aus („Arm beugen!“), der via Rückenmark und Bewegungsnerven als elektrischer Impuls an eine Kontaktstelle mit der Muskelzelle gebeamt wird. Dort wird, beginnend an den Filamenten, der Muskel zusammengezogen. Ein Vorgang, der im Bruchteil einer Sekunde und an mehreren Milliarden Stellen im Muskel zur gleichen Zeit geschieht.

Um gut trainieren zu können, sind detaillierte Kenntnisse dieser Materie gar nicht nötig. Wir sollten uns lediglich im Klaren sein, daß von der Anzahl der Muskeln her alle Menschen gleich sind. Nur was die Qualität angeht – da gibt es Unterschiede. Der Eine hat mehr „weiße“ (langsame) Muskeln und ist für Ausdauerleistungen prädestiniert, ein Anderer ist wegen des überdurchschnittlich hohen Anteils an „roten“ (schnellen) Muskeln eher der Sprintertyp.

Und dann ist da der eigene Verdienst um den Zustand der „Mäuschen“. Wer nicht daran arbeitet, wird dem Verfall zusehen müssen. Ein 20jähriger scheint mühelos Muskeln anzüchten zu können. Der 40jährige muß dagegen schon an sich arbeiten, um seinen Status einigermaßen halten zu können. Wer sich aber die Mühe gibt, regelmäßig und diszipliniert seine Muskulatur mit einem dosierten Training zu stimulieren, hat die Aussicht, sich bis ins Alter von 60 noch die Muskulatur eines 40jährigen zu erhalten.

Dazu brauchen Sie kein Abonnement fürs Bodybuilding-Studio zu lösen und sich keine „Folterkammer“ im eigenen Keller einzurichten. Die notwendigen Reize können Sie schon mit ganz einfachen Mitteln setzen. Beim Waldlauf machen Sie vor einem Stapel Schnittholz halt und legen eine kleine Hanteleinheit ein. Oder Sie suchen sich einen Baum aus, an dessen Stamm in der richtigen Höhe eine „Reckstange“ gewachsen ist. Oder Sie führen eine der kommenden kleinen Übungen durch:

Stellen Sie sich breitbeinig hin, die Knie sind leicht angewinkelt. Ballen Sie die Hände zu Fäusten und heben dann die Arme – Spannung in den Fäusten beibehalten! – seitlich vom Körper weg in die Waagerechte. Langsam wieder in die Ausgangsposition zurück. Das Ganze ist auch aus dem Schneidersitz und mit Gewichten machbar.

Mi

Breitbeiniger Stand mit leicht angewinkelten Knien. Die Arme zeigen als „Flügel“ waagerecht zur Seite, eine Handfläche ist nach oben, die andere nach unten gerichtet. Drehen Sie die Hände mehrmals.

Die wirksamste Methode des Muskelaufbaus, die ich kenne, ist freilich ein knackiger Schnellmarsch oder gar ein Lauf auf den Berg. Beziehen Sie Ihre Arme und den Oberkörper stärker ins Training ein, indem Sie lange Skistöcke für den Aufstieg benutzen. Optimal wäre eine Tour, an deren Ziel die Bergstation einer Seilbahn wartet – dann brauchen Sie nicht mehr ins Tal zu laufen und dabei ihre Gelenke und Muskulatur dieser Belastung aussetzen. Wer nur bergan gerannt ist, hat am nächsten Tag keinen Muskelkater. Das kann auch Jan Magnussen bestätigen.

Manchmal erschrecke ich beinahe, wenn ich darüber nachdenke, was ein intakter menschlicher Körper alles können muß. Nehmen wir einmal das Gehen. Da schlendert eine Frau durch den Park und hängt so ihren Gedanken nach. Keinen Augenblick vergeudet sie damit, sich zu sorgen, ob sie auch die Schritte richtig setzt, wie sie ihr Bein bewegt, welche Kräfte dafür nötig sind. Sie geht so fürbaß. Es ist ja die natürlichste Sache der Welt.

Stimmt gar nicht. Die simple Aktion des Spazierens ist – mit den Augen eines Wissenschaftlers besehen – ein überaus komplexer Ablauf hochkomplizierter Vorgänge.

Sir Charles Sherrington hat gesagt: „Jeder Schritt ist ein rechtzeitig aufgefangenes Stolpern.“ Nettes britisches Understatement. Jeder Schritt ist ein choreographisches Meisterwerk. Das beginnt mit dem „Fersenschlag“. Beim ersten Kontakt mit dem Boden bereitet sich der Fuß – so flexibel wie möglich – auf das vor, was ihm bevorsteht. Nun wird die Entscheidung getroffen, in welchem Winkel der Fuß aufgesetzt wird und wohin der Schritt führt.

Die Sohle bekommt Bodenkontakt. Einen kurzen Moment lang befindet sich der Fuß in der „Standphase“ – er trägt nun das gesamte Körpergewicht.

Und ist schon wieder weg! Die Zehen und Ballen lüpfen den hinteren Fußteil von der Erde, geben noch einen kleinen gezielten Schubs. Das Bein schwingt frei nach vorne, setzt wieder auf zum nächsten Fersenschlag.

Das alles ist bis auf die Hundertstelsekunde, bis auf den Millimeter exakt gesteuert und kombiniert. Auf neue, unangenehme Situationen (glatter Untergrund, Schubser, Vollbremsungen) wird sofort angemessen reagiert. Katastrophen, Fehltritte, Straucheln werden vermieden. Insofern hat Sir Sherrington recht: jeder Schritt ein aufgefangenes Stolpern.

Gerade die alltäglichen Handlungen sind es, die mich faszinieren. Das Aussteigen aus einem Auto, ein Spurt zum Bus an der Haltestelle, das reaktionsschnelle Vermeiden eines Sturzes auf einer Eisplatte – all dies zeigt bei genauer Untersuchung, wie brillant unser Körper konstruiert ist.

Die Harmonie wird empfindlich gestört, wenn die „Einzelteile“ beschädigt werden. Zum Beispiel die Sehnen und Bänder. Es ist wörtlich zu nehmen: Ohne sie „läuft“ gar nichts.

Rund 300 Muskeln arbeiten zwischen Kopf und Fuß. Alle hängen an den dazugehörigen Sehnen, die sie an den Knochen, an den Gelenken fixieren. Viele der Gelenke wiederum werden obendrein von den Bändern in Position gehalten. Auf das Knie zum Beispiel übertragen die Sehnen die Kräfte der Beuger im Wadenbereich und der Strecker am Oberschenkel. Jeder Finger hat seine an der Handinnenseite verlaufende Sehne, die die Krümmung verursacht, und deren Gegenpart, den Strecker auf dem Handrücken.

Oder die Achillessehne, die wohl berühmteste und berüchtigste ihrer Art. Enorm, was dieser zehn bis 15 Zentimeter lange und fünf bis sechs Millimeter dicke Strang aus Kollagenfasern „abkönnen" muß! Wenn sich ein 70 Kilo schwerer Mann auf einem Bein in den Zehenstand hebt, zerren an der Achillessehne rund 170 Kilo. Der normale Läufer belastet sie mit annähernd 600, der Spaziergänger mit bis zu 250 Kilo.

Brav tut die trainierte, aber nicht überbelastete Achillessehne ihren Dienst. Aber wann ist das schon der Fall? Die übermotivierten Athleten oder auch Freizeitsportler werden irgendwann an den Punkt gelangen, an dem sie zuviel von sich fordern. Noch schlimmer sind aber die dran, die sich als Motto fürs Leben den Churchill-Blödsinn „No Sports" erkoren haben. Sie tun ihre Arbeit, fahren fürs Zigarettenholen im Wagen zum Automaten um die Ecke, hocken vorm Fernseher und setzen Fett an.

Jetzt wird es ganz kritisch. Nicht nur, daß die Sehne bei jedem Schritt und jeder Bewegung das wachsende Übergewicht abpuffern muß. Durch die Untätigkeit verkürzt sich auch der Wadenmuskel – und weil er schrumpft, steigt die Spannung an der Achillessehne dramatisch an. Nun braucht die sich nur noch zu entzünden, zu verschleißen, einer heftigen Belastung ausgesetzt zu werden – und es knallt.

Es knallt wirklich. Leute, die dabei gewesen sind, als eine Achillessehne riß, beschreiben das Geräusch als „Schuß“ oder „Goaßlschnalzen“. Die Sehne ist ab!

Vor noch nicht allzu langer Zeit war das eine Katastrophe. Als Uwe Seelers Achillessehne 1965 im Spiel des Hamburger SV gegen Eintracht Frankfurt riß, prophezeiten die Ärzte, er würde nie mehr Fußball spielen können. Damals war er der beste deutsche Mittelstürmer, und nach der Diagnose der Doktoren trug die Fußballnation Trauer. Daß er es doch wieder bis in die Nationalmannschaft geschafft hat, wurde wie ein Wunder gefeiert.

Heute machen sich die Ärzte keine Sorge mehr um die berufliche Zukunft von Profis, in deren Achillessehne es geknallt hat – sie fragen sich lediglich, wie lange das Ausheilen dauern wird und ob eine Operation und ein Zusammenflicken überhaupt nötig ist. Viele verantwortungsbewußte Spezialisten plädieren für die „funktionelle Therapie“. Es wird nicht geschnitten; vor allem wird dem Patienten kein Gips verpaßt. Er bekommt einen hohen Spezialschuh mit eingebauter Absatzerhöhung und starkem Fersenkeil umgeschnallt. Der verhindert Fehlbewegungen und ermöglicht ein störungsfreies Zusammenwachsen der Sehnenenden. Vorteil dieser Methode: Der Patient beginnt sofort mit einem auf seine Situation zugeschnittenen Training.

Ich finde das prima. Dadurch, daß der Verletzte zwar seine Schwachstelle schont, aber ansonsten den Körper angemessen belastet, bleibt er „auf dem Laufenden“. Die Muskulatur gerät nicht in Gefahr, wegen Beschäftigungslosigkeit zu verkümmern, der Kreislauf erhält die notwendigen Impulse, die Koordination bleibt gewahrt.

Als Franz Beckenbauer bei Cosmos New York spielte, besuchte ich den Verein, und schaute bei der Gelegenheit auch in den Medizinabteilungen der Footballspieler in der obersten Liga vorbei. Die Therapeuten dort hatten überzeugende Erfolge in der Behandlung von Athleten, die sich Bänder- oder Sehnenverletzungen zugezogen hatten. Möglichst schnell wurden sie wieder auf die Beine gestellt und mußten die Muskulatur stärken.

Mi

So halte ich es auch mit Rekonvaleszenten, die zu mir kommen. Ich schaffe Belastungen – die Schwachstelle des Körpers aber wird geschont. Auch bei dieser Behandlung gilt, was für Körperarbeit allgemein beachtet werden muß: Die Anforderung muß sich dem anpassen, der sich ihr stellt. Ich kann einen 40jährigen Untrainierten nicht bitten, 20 schwere Liegestützen am Stück zu machen. Für eine Kader-Skiläuferin, die „voll im Saft" steht, wäre solch eine Aufgabe wiederum eine unsinnige Unterforderung.

Wenn die Leute nach längerer Sportabstinenz wieder mit regelmäßiger Bewegung anfangen, halte ich sie an, es vorsichtig angehen zu lassen. Zum Beispiel beim Lauftraining. Die Muskeln wachsen relativ schnell. Die Sehnen dagegen brauchen erheblich länger, um sich an die neuen Belastungen anzupassen. Deswegen sollte der Übende – spätestens, wenn er ein leichtes Ziehen spürt; lieber aber schon ohne solch ein Warnzeichen – der Sehne eine Chance geben. Nicht ans Limit gehen! Nur jeden zweiten Tag laufen! Bei Beschwerden eine längere Pause machen – dafür ein paar vernachlässigte Turnstunden nachholen. Übungen fürs richtige Dehnen – ein Muß den Bändern und Sehnen zuliebe.

Dafür muß niemand ins Studio gehen. Obwohl: So ein Bodybuilding-Brutkasten ist eine feine Sach'. Alles blitzt und glimmert. Findige Ingenieure haben Geräte konstruiert, mit denen auch der versteckteste Muskel aktiviert werden kann. An der Bar gibt es Getränke in den schillerndsten Farben; wer das Zeug kippt, powert glasweise Turbostoffe in seinen Körper. Der Kunde kann auf der Stelle rennen, radeln, rudern – und er muß dazu nicht mal hinaus in die Natur, wo er ja Gegenwind haben könnte.

Nichts gegen die „Fitneß-Oasen“ der Neuzeit mit ihrem Kompaktangebot für den Sporttreibenden. Es ist ja löblich, daß er zumindest etwas tut. Doch das Gelbe vom Ei ist solch ein Studio – außer gezielt als Ort für flankierende Rehabilitationsmaßnahmen – mit Sicherheit nicht. Die Leute klemmen sich in die Kraftmaschinen und arbeiten im Akkord die vorgegebenen Bewegungsabläufe ab. Viele orientieren sich an den Schwarzenegger-Verschnitten, die von den Titelseiten der am Tresen ausliegenden Fachblätter runtergrinsen. So einen Bizeps, solch eine toll definierte Wadenpartie, so einen hügeligen Rücken hätten sie auch gern. Aber gerade da fängt der Unfug an:

Es ist wie mit fast jedem anderen Training, das einseitig betrieben wird. Ein Teil des Körpers wird geschult, gefordert, aufgebaut, andere Partien aber finden keine Beachtung. Mit der Zeit gerät der Mensch in ein fatales Ungleichgewicht. Der Läufer, der nur läuft, wird „versteifen“. Er wird in der Lage sein, weite Strecken in imponierenden Zeiten und mit einem Lächeln hinter sich zu bringen und sich topfit fühlen. Doch er wird sich nach einiger Zeit nicht mehr, bei durchgestreckten Beinen, nach unten beugen und die Knöchel mit den Händen fassen können. Ähnlich eingeschränkt sind Radfahrer, die sich nur auf dem Bike abstrampeln. Und bei den Bodybuildern erfüllt sich auf traurige Weise das Klischee von Menschen, die vor lauter Kraft nicht laufen können.

Wie unvollkommen die Konzepte in den modernen Fitneß-Studios sind, zeigt auch eine andere Tatsache. Gehen Sie mal hin und versuchen dort eine Maschine, Apparatur oder nur eine klitzekleine Anleitung auf Papier zu finden, wie Sie Ihren Füßen etwas Gutes tun können. Pustekuchen! Füße – die sind vorhanden. Aber deswegen noch kein Grund, sich mit ihnen zu beschäftigen.

Was für ein folgenschwerer Trugschluß. Gerade Bodybuilder sollten sich liebevoll mit ihren Füßen abgeben. Da packen sie sich zentnerweise Eisenscheiben an die Hantelstangen, stellen sich dann unter die „Monstergewichte" – und registrieren gar nicht, welche Zumutung das für ihre vergleichsweise zerbrechlichen Füße ist.

Diese Muskelprotze und viele andere Sportler sollten es sich deshalb besonders gut hinter die Ohren schreiben, wenn wir an dieser Stelle ein Loblied auf die Füße anstimmen und ein paar Ratschläge zusammenfassen, wie wir sie pfleglich behandeln und gleichzeitig das Beste aus ihnen herausholen.

Selbst der unsportliche Mensch tut in 70 Jahren ungefähr zehn Millionen Schritte. Jedesmal belastet er seinen Fuß mit dem Zwei- bis Dreifachen des Körpergewichts. Es ist ein Härtetest der besonderen Art: Da wird gerannt, gerutscht, gehüpft; beim Tennis soll der Fuß in Sekundenabständen wahnwitzig beschleunigen und dann gleich wieder abrupt bremsen; er übersteht tausende von Fehltritten; er dreht sich beim Walzer und schnellt sich beim Sprung in die Höhe. Und er sorgt dafür, daß wir nicht aus den Latschen kippen.

Auf einer Fläche eines kleinen Fingernagels wird unser Körperschwerpunkt immer wieder neu austariert. Das ist schon beim einfachen Stand ein Wunderwerk der Natur. Die Augen funken

„Daten“ über die Umgebung ans Gehirn, die dort mit den Erkenntnissen aus dem Gleichgewichtsorgan im Innenohr und den Signalen von den Tastrezeptoren der Füße vernetzt werden. Die haben aber den Befund zuvor schon ans Rückenmark weitergegeben. Berechnungsergebnisse flitzen sofort wieder in die unteren Extremitäten und in den gesamten Muskelapparat. Der Fuß stabilisiert schon 50 Millisekunden nach der ersten „Meldung“ mit winzigen Veränderungen seiner Position das „Stehen“. Bei schwierigeren „Problemen“ wird die Körperhaltung verändert, die Arme kommen zu Hilfe – der Mensch fällt nicht auf die Nase. Tolle Leistung! Und um wievieles beeindruckender ist sie erst, wenn der Körper ins Rennen oder Springen kommt.

Ich bleue den Leuten ein, daß sie ihre Füße pfleglich behandeln müssen. Das fängt damit an, daß sie diese vergleichsweise kleinen Fundamente, auf die sie angewiesen sind, nicht unnötig belasten. Jedes Kilo Übergewicht wuchtet täglich, stündlich auf den Füßen, deformiert auf Dauer die Knochengewölbe, malträtiert die 114 Sehnen, zwingt die 20 Muskeln zu Mehrarbeit. Das muß nun wirklich nicht sein.

Ein Negativprogramm ist in diesem Falle vorgezeichnet. Irgendwann werden die Füße eines Übergewichtigen nicht mehr wünschenswert funktionieren – und dann wird es nicht bei den Beeinträchtigungen der unteren Extremitäten bleiben. Vielfach liegt die Ursache für Schmerzen oder Krankheiten – selbst im Kopfbereich – in einer Beschädigung oder dauerhaften Fehlhaltung der Füße.

Laufen Sie nur weiter in zu engem, zu weitem, zu billigem Schuhwerk herum. Sie werden die Quittung schon noch präsentiert bekommen. Das wollen Sie nicht? Dann achten Sie halt auf Qualität!

Lassen Sie sich aber auch nicht durch die alljährlichen Blendkampagnen der Industrie irritieren: Ein Laufschuh wird nicht dadurch besser, daß man an ihm etwas drehen oder ihn mit Luft aufpumpen kann. Weg mit dem Schnickschnack – der Fuß sollte gut eingebettet, die Sohle adäquat gedämpft sein, die Zehen noch etwas Spiel haben.

Mi

Doch auch das hochwertigste Outfit kann die muskulären Mängel eines unbewegten Menschen nicht ausgleichen. Es liegt an Ihnen, die Voraussetzungen für einen gesunden Fuß zu schaffen.

Also: Strengen Sie sich an! Denken Sie immer dran: Nur auf einem intakten Fuß steht ein gesunder Körper.

„Liebe muß dabeisein"
Haubenkoch Jürgen Hamedinger
über die Küche während der Gesundheitswoche

„Den Toni Mathis lernte ich vor nunmehr fast zehn Jahren kennen. Damals hielt er im Seefelder Hotel ‚Klosterbräu' seine Gesundheitswoche ab. So recht konnte ich mir nicht vorstellen, was das damit auf sich hatte. Aber das sollte sich schnell ändern. Denn noch am Anreisetag stand er in meiner Küche und erklärte uns, was er sich von uns vorstellte: kein Fleisch, kein raffinierter Zucker, nur kaltgepreßte Öle. Opulentes Frühstück, mehrgängige leichte Mittag- und Abendessen. Viel Rohkost. Er wollte, daß ich mir eine Dreisterne-Küche auf der Basis von Vollwerternährung einfallen lassen sollte. Da war ich erstmal baff.

Wir mußten sovieles umstellen in der Küche. Da war zum Beispiel die Geschichte mit dem Öl. Weil der Toni auf den kaltgepreßten Sorten bestand, mußten wir uns – immer wenn es ums Anbraten ging – jedesmal aufs Neue in Erinnerung rufen, daß wir nicht mit den gewohnten Bratfetten hantierten.

Und es erfordert vom Koch in einem Sterne-Restaurant natürlich auch ein gehöriges Umdenken, wenn er bei der Ausarbeitung des Speisenplans ganz auf Fleisch verzichten muß. Zuerst hatte ich die Befürchtung, daß mir die Ideen ausgehen würden. Im Mittelpunkt der Arrangements standen ja nun nicht mehr die Filets und die Rotis, sondern nun drehte sich alles um Gemüse und Vollwertbeilagen.

Meine Sorge jedoch, die neue Beschränkung würde zu Lasten der Abwechslung gehen, hat sich als unbegründet herausgestellt. Schon während der ersten Fitneßwoche habe ich gemerkt, mit wieviel Spaß man exquisite Speisen auf den Tisch bringen kann, die auch den Ansprüchen des Toni Mathis genügen. Ich habe mir in der Folgezeit Fachliteratur zu dem Thema zugelegt und mich in die Materie vertieft. Und wenn ich mein heutiges Wissen mit dem von vor zehn Jahren vergleiche, bin ich erstaunt darüber, wieviel ich dazugelernt habe.

Mi

Eines sage ich den jungen Köchen, die zum ersten Mal mit den Gerichten für die Fitneßwoche konfrontiert werden, immer wieder: Das Kochen wird nicht einfacher, sondern im Gegenteil. Gerade beim Umgang mit den vielen frischen Zutaten, bei der Verwendung von Gemüse und vollem Korn, muß der Koch besonders sorgfältig zu Werke gehen. Wie liebevoll er seinen Job tut, soll man schmecken – aber auch sehen können. Exakt zubereitete und fein angerichtete Spinatnockerl auf Schwarzwurzeln mit geschmolzenen Tomaten zum Beispiel oder eine phantasievolle ‚Nudeltrilogie' – das sind Penne mit Käse, Spinatschlutzkrapferl und Spaghetti mit Gemüse und Ruccola – sind ein Gedicht. Hübsch anzusehen, toll im Geschmack und Biß für Biß gesund.

Na, dann Mahlzeit

Was, wann, wie oft?

Das Frühstück sollte in der Regel die wichtigste Mahlzeit sein. Wer hier alles richtig macht, sorgt für den richtigen Unterbau und führt dem Körper die Stoffe zu, die ihn leistungsstark und ausdauernd machen. Ganz falsch wäre es, das Frühstück auf die Schnelle mit einem Kaffee als Wachmacher und einer hastig runtergeschlungenen Marmeladensemmel als Hungerkiller hinter sich zu bringen.

Beginnen Sie den Morgen lieber mit einem Muntermacher-Ritual. Nehmen Sie sich Zeit fürs Frühstück. Bereiten Sie ein frisches Vollwertmüsli zu, trinken Sie Kräutertee, ziehen Sie Vollkornbrot dem Weißbrot vor. Ein Apfel rundet das Ganze ab.

Sie haben nun den Magen mit Nährstoffen versorgt, für deren Aufschließung er mehrere Stunden benötigt. Deshalb wird sich auch kein Hungergefühl nach einer oder zwei Stunden einstellen. Ein zweites Gabelfrühstück, wie es in Österreich beliebt ist, ist nicht nötig. Trinken Sie am Vormittag viel Mineralwasser oder Tee – das bewirkt ein weiteres – erwünschtes - Aufquellen der Fasern im Darmtrakt. Hier noch drei Varianten des Müslis am Morgen:

Das Frischkornmüsli: Grob gemahlenes Getreideschrot (Sorte nach Gusto) über Nacht in kaltem Wasser einweichen, mit Obst, Trockenfrüchten, Nüssen und Milchprodukten abschmecken.

Kornflockenmüsli: Getreideflocken, Weizenkeime, Nüsse, Trockenobst, Honig und ein Milchprodukt mischen. Entweder frisch servieren oder über Nacht stehen lassen.

Gekochte Getreidebreie: Fünf Eßlöffel geschroteten Weizen, Roggen, Hafer, Gerste und Hirse mit einem Viertelliter Wasser sieben Minuten lang kochen, mit Obst oder Trockenfrüchten abschmecken.

Mittagessen: Nehmen Sie's leicht. Wer jetzt beim Mehr-Gänge-Menü ordentlich zulangt, wird es bereuen. Er wird träge und müde in den Nachmittag wanken. Versuchen Sie lieber, mit einem leichten und ausgewogenen Mittagessen Kraft für den Nachmittag zu tanken.

Mi

Ausgewogen heißt: Die Zusammensetzung der Nahrung besteht im Optimalfall aus 12 Prozent Eiweiß, 30 Prozent Fett und 58 Prozent Kohlehydraten. Keine Sorge, Sie brauchen kein Ernährungswissenschaftler zu sein, um diese Anforderung zu erreichen. Es genügt, daß Sie folgendes beachten:

Verwenden Sie viel Gemüse.

Das Garen ist immer ein Vorgang, der dem Gemüse schadet. Sie sollten – um den angemessenen Anteil an Frischkost zu sich zu nehmen – als ersten Gang immer Rohkost zu sich nehmen. Diese ist, mit ein wenig kaltgepreßtem Öl angerichtet, das ideale Entrée fürs Mittagessen.

Trinken Sie reichlich. Obst oder Gemüsesäfte als Aperitif fördern den Fluß der Magensekrete.

Nachmittags ist eine kleine Jause durchaus angemessen. Aber muß es gleich starker Kaffee und ein Stück Torte sein? Vollwertgebäck und ein Tee sind mit Sicherheit gesünder.

Fürs Abendessen gilt die gleiche Rezeptur wie fürs Mittagessen. Ausnahme: Verzichten Sie nun auf die Rohkost. Belasten Sie den Magen nicht mehr mit schweren Aufgaben und nehmen sie die letzte Mahlzeit möglichst vier Stunden vor dem Schlafengehen ein.

Frischwärts
Warum Rohkost sein muß

Ungefähr die Hälfte unserer Nahrung sollte aus Frischkost bestehen. Das kann unerhitztes Gemüse und Obst sein, aber auch Nüsse, Kerne und Ölsaaten. Die andere Hälfte der Nahrung besteht aus erhitzter Kost (ideal wären da ein Drittel Getreide und Kartoffeln, ein Drittel Gemüse und ein Drittel Geflügel, Fleisch oder Fisch).

Die Frischkost wiederum setzt sich zur Hälfte aus Frischkorn, Nüssen, Kräutern und Samen und zu anderen Hälfte aus frischem Gemüse und frischem Obst zusammen.

150 Gramm Frischkost pro Mahlzeit sind durchaus ausreichend. Es hat sich herausgestellt, daß die unter der Erde und über der Erde wachsenden Gemüse und Obstsorten sich die Waage halten sollten. Harte Gemüsesorten müssen besonders fein geraspelt, kurz vor dem Servieren angerichtet und mit etwas Fett zubereitet werden.

DONNERSTAG

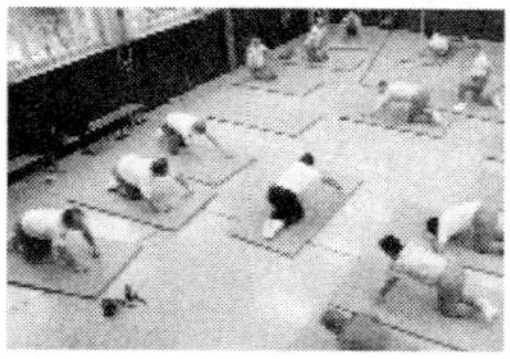

7.00 Uhr: Abmarsch zur Bergwanderung. Die Schnellsten erreichen das Ziel nach eineinhalb Stunden, die Nachzügler kommen 30 Minuten später auf der 800 Meter höher gelegenen Almwiese an. Dort ist schon ein herzhaftes Frühstück angerichtet. Gelenkschonende Rückfahrt bergab mit Kleinbussen. Bis zum Mittagessen Massage, Faulenzen am Pool, ein Nickerchen im Zimmer etc.

Do

13 Uhr Mittagessen:
Himbeer-Fenchelsaft. Bunter Salatteller.
Spaghetti in Gemüsesauce; Zutaten für die Sauce: zwei Karotten, ein Lauch; 100 Gramm Sellerie; ein halber Liter Milch; 10 Gramm Butter; 10 Gramm Vollkornmehl; Parmesan, Salz, Pfeffer, Muskat, Kräuter.
Karotten, Lauch und Sellerie in feine Streifen schneiden und in Butter anschwitzen. Mit Mehl bestäuben und der Milch aufgießen. Gut einkochen und die Sauce mit Parmesan und Kräutern abschmecken.
Rhabarberschaum mit Beeren: zwei Äpfel; vier Stangen Rhabarber; eine Zimtstange, zwei Nelken, Zucker, Zitronensaft, Joghurt, eventuell Beeren als Garnitur.
Den Apfel entkernen und schnitzeln. Mit dem Rhabarber in mit Honig gesüßtem Zimt-Nelken-Wasser dämpfen, bis das Obst schön weich ist. Das Obst auskühlen lassen und pürieren, durch ein Sieb passieren, mit Joghurt verfeinern und Beeren garnieren.

15.30 Uhr: eineinhalb Stunden ausgiebige Gymnastik, danach Erholung im Schwimmbad.

19.30 Uhr Abendessen:
Gemüsecocktail. Terrine von Polenta und Pilzen: ein Liter Milch; 100 Gramm Polenta; 150 Gramm Pilze; drei entkernte Tomaten; 150 Gramm Broccoli; Salz, Pfeffer, Muskat.
Polenta in die kochende und gewürzte Milch einrühren und gut ausdämpfen lassen, dann kalt stellen. Die Pilze klein schneiden, kurz blanchieren. Die Tomaten vierteln und entkernen, den Broccoli in kleine Röschen teilen und in Salzwasser weich kochen. Die Polenta gut durchrühren, schichtweise mit den anderen Zutaten in eine Terrinenform füllen und kalt stellen.
Pochierter Seesaibling mit Naturreis und Erbsenschoten: acht Saiblingsfilets; ein Deziliter Weißwein, drei Deziliter Wasser; Pfefferkörner, Zwiebel, Knoblauch, Schnittlauch, Meersalz; 150 Gramm Naturreis; Butter Schnittlauch; 400 Gramm geputzte Erbsenschoten; 10 Gramm Butter.
Aus Weißwein, Wasser und den Aromaten einen Fond bereiten und in diesem die geputzten Saiblingsfilets blanchieren.
Den Naturreis in ungesalzenem Wasser kochen, bis er weich ist; mit Butter, Meersalz und Schnittlauch abschmecken.
Die Schoten kurz im Salzwasser blanchieren, mit kaltem Wasser abschrecken, in Butter schwenken, würzen.Alles appetitlich anrichten.
Karotten-Nußpudding: 50 Gramm Butter, 25 Gramm Staubzucker, 25 Gramm Zucker; zwei Eier; 45 Gramm Marzipan; 65 Gramm geriebene Mandeln; 10 Gramm Vollkornmehl, 10 Gramm Brösel; 50 Gramm geriebene Karotten.
Butterabtrieb bereiten; die Hälfte des Zuckers mit dem Eiweiß aufschlagen. Das Marzipan in der Mikrowelle erweichen. Alles unterheben und bei 180 Grad pochieren.
20.45 Uhr: Meditation.

Schuß vor den Bug

Volker, der Manager, war mal ein sehr guter Sportler – dann kriegte ihn der Streß am Wickel – und jetzt muß Volker wieder ganz von vorne anfangen

An der Pardatsch-Mittelstation, nach dem Tunnel auf halber Strecke, zweigt die Forststraße rechts ab. Endlich lassen die Wanderer das Zuviel an Zivilisation mit seinen Strommasten , Liftanlagen und Straßenbaumaschinen, mit den Beton-Versatzstücken im Wald und dem Baulärm aus dem Tal zurück. „Ischgl ist das Alpendorf mit den meisten Kränen“ pflegt der hiesige Fremdenverkehrsdirektor zu schwärmen. Denn viel Baubetrieb heißt auch viel Getriebe während der Saison.

Ein paar hundert Meter hinter der Pardatsch-Mittelstation ist all das weit weg. Die Wanderer haben ein zügiges Tempo eingeschlagen. Nicht so schnell, daß ihnen die Luft wegbliebe oder daß sie nicht die Natur genießen könnten. Aber auch nicht so gemächlich, daß es ihnen kalt würde.

Gerade mal einen Nachmittag lang hat sich gestern die Sonne behaupten können. In der Nacht haben sich wieder hohe Wolkenkästen über die Berge geschoben. Der Vormittag ist grau, kühl. Unwirtlich schwarz die felsigen Steilhänge zur Rechten. Vom Mittagskogel, Blauen Kopf, vom Bergler Horn donnern hier im Winter und Frühjahr die Lawinen ins Tal und mähen alle Vegetation nieder. Der Bach sucht sich in der Senke seinen Weg nach Ischgl - mal kraftvoll in einem Strang, mal verästelt und vieladrig durch sumpfige Bergwiesen.

Ein unangenehmer Wind zwängt sich durchs Fimbatal, fegt den Wanderern ins Gesicht. Sie achten nicht darauf. Sind seit Beginn des Marsches ins Gespräch verstrickt. Die drei Männer tauschen sich über sich selbst aus. Als ob das flotte Marschieren ihre Zungen gelockert hätte, reden sie sich die Gedanken von der Seele. Und Männern können schon mal so trübsinnige Ideen kommen, wenn es mal nicht mehr ganz nach ihren Wünschen geht.

Der junge schwäbische Geschäftsmann ist nicht zum ersten Mal bei Toni Mathis. Auch im vergangenen Jahr nahm er zusammen mit seiner Frau an einer Gesundheitswoche teil. Das ist ein rarer Luxus, den er sich gönnt. Ansonsten muß er schaffen, schaffen, schaffen. Aber in diesem Frühjahr hat er die Quittung präsentiert bekommen.

Es ist gekommen wie ein Stromschlag. Beim ersten Mal dachte ich noch, das war ein Zufall. Aber schon bald habe ich gemerkt, daß es was Dramatisches war. Habe versucht den Toni zu erreichen - vielleicht hätte der mir ein paar Tips geben können. Doch er war nicht zuhause. Ist irgendwo im Ausland herumgereist.

Do

Es ist aus heiterem Himmel passiert. Keine Vorwarnung, kein Anlaß. Ich hatte viel gearbeitet. Zuhause in meiner Wirtschaftsprüfungs- und Steuerberaterpraxis da hat sich im ersten halben Jahr viel Arbeit angehäuft. Jeden Tag ist man da, zehn, zwölf Stunden eingespannt. Viel im Auto unterwegs, dann wieder am Schreibtisch. Den Sport habe ich vernachlässigt - außerdem war es ein kalter Winter, da ist man eh nicht so gern vor die Tür gegangen.

Naja, und dann ist es passiert. Drei Wochen lang konnte ich nachts nicht mehr richtig schlafen. Es war, als ob ich einen Stromstoß verpaßt bekam. Nachts, wenn ich mich drehte, hat es geknallt. Auf einen Schlag war ich hellwach. Der Schmerz flaute gleich wieder ab, ich schlief ein. Und schon war der nächste Schlag da. Wie eine Folter. Eine Woche habe ich das mitgemacht; habe versucht, es mit Gymnastik in den Griff zu bekommen.

Ich bin zu meinem Masseur. Der hat ein bißchen an mir rumgezogen, aber es ist nicht besser geworden. Der hat das einrenken wollen, aber so toll war es hinterher auch nicht. Einen Tag hielt es, dann waren die Beschwerden wieder da. Wir haben Procain gespritzt; das sollte die Entzündung hemmen, die Muskeln entspan-

nen. Hat ein bißchen genützt, die letzte Wirkung war aber nach einer Woche weg.

Jetzt ist es besser. Ich habe mich gewundert, daß ich gestern bei den Bergauf-Sprints so gut mithalten konnte. Das ist ja wie eine Befreiung, wenn man sich wieder bewegen kann wie man es will. Aber so ganz in Ordnung bin ich noch nicht. Ich spüre, daß es hintendrin steif, fest ist. Das soll sich lösen, deswegen bin ich hier. Bei uns in Baden-Württemberg kenne ich keinen, der das kann.

Mathis, mit Stirnband und Leggins und trotz des kühlen Wetters im T-Shirt, schließt zu der Gruppe auf. Er klopft Thomas auf die Schultern und meint, er habe keine Bedenken, daß sich in den nächsten zwei Tagen auch die letzten Verspannungen lösen würden. Das sei jetzt eher eine mentale Angelegenheit. Was ihn, den Mathis, nur so ärgere: Er schickt die Leute nach Hause und es geht ihnen ziemlich gut. Auf sich allein gestellt lassen sie aber fast alle über kurz oder lang alle guten Vorsätze fahren und ergeben sich dem alten Trott. Sie stürzen sich in die Arbeit, sie treiben Schindluder mit der Ernährung, sie bewegen sich nicht mehr. Obwohl sie es besser wissen müßten.

„Deswegen haben wir ja diese ganzen Modekrankheiten. Arteriosklerose, künstliche Darmausgänge, schnell rausgeschnittene Magenteile.“, sagt Mathis.

Da hat er nun Volkers Lieblingsthema angeschnitten. Seit Tagen kommt der Sportvermarkter aus dem Staunen über die eigene Verdauung nicht mehr heraus.

„Also, Darmverschluß kann ich keinen haben, weil bei mir fährt das seit zwei Tagen unten durch, daß es eine Freude ist.“

„Naja“, sagt Mathis, „das ist ja gerade erst der Anfang bei Dir. Wenn Du wüßtest, wie belastet Du durch Dein Leben in den vergangenen Jahren bist. Du würdest Dich vor Dir selbst grausen. Wir haben ja gerade den Anfang gemacht: Jetzt öffnen wir Dir den Darm - du wirst schon schauen, was da noch alles kommt.“

Der Sportvermarkter ist mit einer Euphorie bei der Sache, die in ihm sonst nur entsteht, wenn er von seinem kleinen Kind oder von einem Big Deal bei der Vermarktung von Rennfahrern oder Skiläufern erzählt. Er liebt es nun mal, derzeit über seine Verdauung zu reden. In aller Offenheit. Es muß einfach raus.

Do

„Das ist schon jetzt sensationell, was bei mir auf dem Häusl abläuft. Ich brauche nicht mehr drücken und lesen und mich ablenken und lange warten - das geht alles von selber.“

„Du wirst basisch, löst die Säuren; die Schlacken an der Darmwand beginnen sich aufzulösen. Der Darm ist ein Muskel, und der muß plötzlich furchtbar viel arbeiten...“

„Stimmt, mein Pförtner ist momentan schon sehr irritiert. Vor lauter Darmarbeit kommt er gar nicht mehr mit.“

„Da leert sich jetzt eine Kammer um die andere.“

„Mein Pförtner ist so irritiert, der kennt sich überhaupt nicht mehr aus. Ich hab’ Tag der offenen Tür. Am Anfang hat es ja bestialisch gestunken - aber jetzt bin ich da unten wie ein Kosmetiksalon. Ein Mittelding zwischen Joop und Chanel ist das, was ich jetzt mach’.“

„Und wie empfindest Du es?“

„Es ist herrlich. Nicht nur dieses Gefühl, endlich mal keinen vollen Bauch zu haben. Wenn sich der Darm so entleert, wird ja auch die Wirbelsäule entlastet. Ich krieg’ jetzt mehr Luft. Spüre das auch im Becken; sonst hängen dir da die Knödel drinnen, jetzt bin ich federleicht.“

Das Gefühl hat er lange nicht mehr gehabt. Eigentlich, so erzählt Volker, hatte er schon abgeschlossen mit dem jungen Leben. Hatte sich eingeredet, daß die aktiven Zeiten wohl vorbei seien. Das hatte ihn bedrückt, aber er hatte den Ausweg nicht gesehen. Und ist dabei immer mehr in eine Sackgasse gestolpert. „Ich war schon ziemlich am Hund", erzählt er.

Ich habe mich hart getan mit dem gesunden Leben. Bewegung wäre das A und O - das weiß ich. Und trotzdem habe ich es schleifen lassen. Das ist wie mit den Ärzten, die dir erzählen, du sollst nicht rauchen und nicht saufen - aber nach Feierabend stecken sie sich erstmal eine an und dann spülen sie den Streß am Stammtisch runter.

Jahrelang hat niemand auf mich geachtet. Die Verwahrlosung kommt ja nicht von einem Tag auf den anderen. Das passiert schleichend. Und wenn da keiner warnt und dich darauf aufmerksam macht, daß etwas falsch läuft - na, dann hast du eines Tages den Salat.

Einen Warnschuß hat es gegeben, vor einem Jahr: Kreuzbandriß. Beim Fußball ist das passiert. Wie sowas weitergeht, weiß ich von Bekannten: Zuerst kannst du nur warten, und dann ist alles so verkümmert, daß Sport nur weh tut. Allein, ohne eine Gruppe, kommst du da fast nicht mehr in Bewegung.

Ich ging zum Toni; nach drei Wochen bin ich schon wieder geradelt. Nach drei Monaten war alles in Ordnung, im Winter bin ich wieder Ski gefahren. Da habe ich mir noch einmal eingeredet, daß alles beim Alten ist.

Mitte der sechziger Jahre habe ich mein Hoch gehabt. 10,78 auf hundert, auf der Aschenbahn damals. Über sieben Meter im Weitspringen. Die 400 in 48,8.

Dann ist es so dahingegangen. Immer ein bißchen mehr an Form habe ich verloren. In den Siebzigern, da bleibt man auf einem Zweidrittel-Standard. Aber dann, mit 40, 42 - wenn du da nicht dranbleibst, brichst du total ein. Das merkst du bei jeder Bewegung. Wenn du gefordert wirst. Die Beweglichkeit sinkt, du wirst langsamer, andere rennen dir weg, die du sonst abgehängt hättest. Die Augen sind plötzlich schneller als die Muskeln und die Füße. Der Kopf weiß noch, wie es geht, aber der Körper macht nicht mehr mit. Die Automatisierung, die Dynamik, die Koordination, die Ausdauer - vorbei.

Du sagst dir, ein bißchen was mußt du schon tun. Fängst mit Tennis an. Eine Stunde oder ein Doppel oder so. Aber damit ist ja nichts getan, wenn du ehrlich bist. Vor allem wenn du mit Gleichaltrigen spielst, die nie richtig aktiv waren. Das geht so hin und her, du schwitzt ein bissel. Aber im Grunde genommen ist alles völlig ohne Rhythmus.

Zuerst der Kreuzbandriß. Den richtigen Schnackler hat's dann bei mir im März getan. In Mailand. Das war was Größeres. Einfach weggekippt bin ich. Ich hätte es ahnen können. Seit Jahren hatte ich diese ganz kurzen Blackouts, immer wieder. Das ist, wie wenn du ein instabiles Knie hast: daß dir immer wieder mal kurz wegschnackelt. Ein kurzer Aussetzer im Kopf, das war es bei mir. Ich habe gewußt, ich muß was tun. Aber dann habe ich Arzttermine verschoben, habe alles verdrängt. Bis zu dem Tag in Mailand.

Das ist so gekommen: Ich war aus Norwegen gekommen; dort hatte es minus 20 Grad gehabt. Nachts mußte ich nach München, hatte ein Meeting bis zwei Uhr morgens. Um fünf stand ich wieder auf, der Flieger nach Mailand ging um sechs. Dort gleich wieder ein Meeting, ohne Frühstück.

Um halb drei komme ich ins Restaurant, bestelle ich mir eine Pasta und ein Mineralwasser, trinke von dem kalten Wasser. Der Schweiß bricht mir aus, ich kippe um. Ein paar Sekunden bin ich total weggetreten. Zuerst höre ich die Stimmen noch, will auf und raus zur Toilette, dann merke ich, daß das ein Blödsinn ist, weil ich sonst aus den Schuhen falle. Als ich wieder aufwache, legt mir mein Anwalt gerade die Füße auf den Sessel und macht mir den Kragen auf.

Ich machte dann einen Dreitage-Check in Innsbruck. Der Doc meinte, daß die Werte ganz okay seien, daß es mir aber den Kreislauf bei meiner Art der Lebensführung jederzeit wieder zusammenhauen könnte. Unregelmäßiges Essen, wenig Schlaf, Streß, die Frau erwartet ein Kind - dann muß es schon mal den Kracher machen.

Mit dem Kind kam eine neue Energie, ein neuer Wille. Und da habe ich mich beim Toni angemeldet. Fast 90 Kilo hatte ich zu der Zeit. So, habe ich gedacht, kann ich nicht unter die Leute. Jetzt sind es 84, und noch drei müssen weg. Ich versuche, bis zu einem Standard, den ich gewohnt bin, abzunehmen. In der Leichtathletik habe ich mit 72 Kilo meine besten Zeiten gehabt und die weitesten Sprünge gemacht. Jetzt bin ich 52 - da muß ich die 80 Kilo anpeilen. Aber nicht 90; das verkraftet mein Körper doch nicht.

Ich brauche Limits, ich muß Ziele und ein Plansoll haben. Das war immer so - ich habe es nur mit der Zeit vergessen. Ich habe mich gehen lassen. Die Aufgaben, die ich mir stellte, hatten was mit dem Beruf zu tun, mit der Karriere, mit dem sozialen Aufstieg. Gesundheit? Ich habe wohl geglaubt, das regelt sich von allein. Erst nach der Geschichte in Mailand bin ich aufgewacht. Wenn ich jetzt mal über die Schnur haue oder gschlampert lebe, dann weiß ich: zur Strafe müssen ein paar Tage Quarantäne sein.

Hier in Ischgl achte ich einfach wieder auf mich. Nicht daß ich besonders früh ins Bett gehen würde. Ich hänge bis zwei an der Bar rum, aber da wird Wasser getrunken. Es ist angenehm, daß hier die Gruppendynamik jedem ein gesundes Leben aufzwingt.

Schau her, der Vortrag vom Toni übers Essen war wichtig. 'Ja bin ich denn wahnsinnig?' habe ich mir gedacht, als ich das Schlamassel gesehen habe, was der da in den Mixer getan hat. Das ist bei mir auch alles dabei. Das waren ja ungelogen fünf Liter. Wo sollen die denn in meinen kleinen Körper rein, jeden Tag? Das sind mehr als fünf Prozent meines Körpergewichts. Ich habe aber gehört, daß mein Körper gerade mal zweieinhalb, drei Kilo derpackt - wenn er arbeitet und Kalorien verbraucht.

Dem werde ich mich anpassen.

Immer ein bißchen was weglassen. Weniger Pommes Frites, Sahne, Ketchup, aufs letzte Bier verzichten, nicht soviel von dem fetten Dressing. Am Tag 30, 40 Minuten Laufen, dann bist du eh am Limit. Jetzt, wo ich es wieder mache, ist es gar nicht so schwer. Man muß nur anfangen.

Es hat gebraucht, bis er akzeptieren konnte, daß er nicht mehr der dynamische Hochleister von damals ist. Als er 20, 30 war, ist ihm alles zugeflogen. Er mußte sich keine Gedanken darüber machen, woher die Energie kam. Nahm sie sich einfach. Heute sagt er, er habe „seine Kräfte verschwendet, aber das tun doch alle." Und er bereut es auch nicht. Es war ja eine wunderbare Zeit. Ein bißchen bedauert Volker nur, daß er so spät registrierte, wieviel sich geändert hat.

„Es ist schon was dran, wenn der Toni sagt, jeder soll seinem Alter gemäß leben. Aber es ist auch schwer, das anzunehmen."

Volker, schwitzend und unrasiert, tut sich jetzt ein bißchen hart mit dem Schnaufen, denn der Weg steigt steil bergan. „Das kommt langsam. Ich hätte nicht gedacht, daß ich eine einfache Bergwanderung wie die hier so genießen könnte. Oder die Tatsache, daß es zum ersten Mal seit Jahren mit der Verdauung so reibungslos klappt. Es sind die scheinbar kleinen Dinge, die ich schätzen lerne. Dabei sind die gar nicht klein. Es sind Wichtigkeiten."

Johnny nickt. Ein drahtiger Typ ist er, mit kurzgeschorenem Schädel und vielen Lachfältchen. Hat immer einen versöhnlichen Kommentar parat. Das mit den „kleinen Dingen" kann er nur bestätigen. Aber bei ihm hat es nicht Jahre gedauert, bis er's begriffen hatte. Auf einen Schlag ist ihm die Erkenntnis gekommen.

Vor drei Jahren hatte ich einen schweren Unfall mit dem Roller. Einer hat mir den Weg abgeschnitten, ich konnte nicht mehr ausweichen; bin voll draufgeknallt. Die Leute, die mich als Erste am Unfallort liegen sahen, haben gemeint, ich bin hin.

Im Krankenhaus haben sie eine lange Liste gemacht: Bei mir war auf der linken Seite alles kaputt. Schulterblatt demoliert, Lunge gequetscht und zu drei Vierteln voller Wasser, Milz geprellt, Schleudertrauma, sämtliche Rippen zweimal gebrochen. Die Ärzte haben nur noch den Kopf geschüttelt.

Zuerst habe ich wegen des Morphiums gar nichts gecheckt. Als ich dann meine Situation realisiert habe, bin ich mir nicht im Klaren gewesen, ob das überhaupt noch etwas wird mit mir. Auch die Doktoren in Locarno ließen mich da im Ungewissen. Wußten ja am Anfang nicht mal, ob ich durchkommen würde. Als die erste Krise überstanden war, erklärten sie mir, was sie mit den Schrauben und Platten vorhatten. Zwei Monate Krankenhaus, acht Monate Therapie. Da habe ich gesagt, ich will zum Toni Mathis. Der hatte mich ja auch gleich besucht, nachdem er von meinem Unfall erfahren hatte, und hatte mir gesagt: So früh wie möglich raus aus dem Krankenhaus und mit der Therapie beginnen.

Zwei Monate, haben also die Ärzte gesagt, muß ich erstmal ganz still liegen. Aber ich habe auf den Toni gehört. Nach 18 Tagen bin ich aus der Klinik raus: zehn Tage Intensivstation, vier Tage später wurde ich operiert, vier Tage später bin ich nach Hause.

Dann bin ich zum Toni gegangen. Nach zwei Monaten und drei Wochen spielte ich wieder Tennis.

Do

Ums Geld brauchte ich mir keine Sorgen zu machen. Die Versicherung hat es bezahlt. Die Ärzte hatten gemeint, ich würde zehn Monate für die Reha brauchen, Toni sprach von drei - da haben sie sich nicht lange geziert. War viel billiger auf diese Art für sie. Ob sie daran geglaubt hatten, daß der Mathis seine Prognose einhalten würde - ich glaube, eher nicht.

Es war eine brutale Zeit, während der Rehabilitation. Von Montag bis Donnerstag war ich in Feldkirch. Wohnte im Hotel „Rosenberger"; fing morgens um acht an, erste Behandlung mit der Nadel; ich brauchte ja keine Krücken, humpelte nicht, hatte nur den Oberkörper verletzt. Nach der Punktur hat mich der Toni den ganzen Tag geschunden. Die „Himmelsstiege" rauf und runter. Gymnastik im Wasser. Arbeit in der Folterkammer; an den Seilen mußte ich ziehen. Jede Woche vier Tage; zuhause machte ich das Programm am Wochenende weiter. Da hatte ich gar keine Zeit zum Trübsalblasen - der Job mußte getan werden, hat der Toni gesagt; also habe ich den Job getan.

Ich habe schon vor dem Unfall ziemlich körperbewußt gelebt - so hatte ich jedenfalls gemeint. Während der Rehabilitation wurde mir bewußt, was ich alles unterlassen hatte und daß ich meine Gesund-

heit viel zu selbstverständlich hingenommen habe. Ich habe früher schon immer Tennis gespielt, war bei der Fitneßwoche dabei. Aber schlampig gelebt habe ich trotzdem.

Nach dem Unfall nahm ich mir vor, daß alles ganz anders wird. Aber als ich dann keine Schmerzen mehr hatte, vergaß ich das ganz schnell wieder.

Außer einer leicht beeinträchtigten Sehkraft ist von dem Unfall nichts zurückgeblieben. Keine Probleme. Nur eine gewisse Disziplin muß ich mir immer wieder neu aufzwingen.

Ich lebe von heute auf morgen. Versuche, einigermaßen gesund und vernünftig zu sein. Bleibe beim Essen im Rahmen. Auch, was den Alkohol angeht. Ich trinke wesentlich weniger als früher. Nur in Gesellschaft; durch die Arbeit im Restaurant muß ich manchmal mithalten; aber die harten Sachen habe ich ganz abgestellt. Nur noch Wein, ab und zu mal einen Whisky.

Die Wanderer sind auf der Ebene am Gasthof Boden angelangt. Dort warten schon Hotelangestellte, die mit einem Jeep vorausgefahren sind und das Frühstück aufgebaut haben. Mathis bittet die Ankömmlinge, Holz für ein Feuer zu sammeln. Ein paar Männer bemühen sich, die Flamme in Gang zu bringen. Fällt ihnen nicht leicht - in der Zigarettenwerbung sieht das einfacher aus. Dann brennt es, die Leute scharen sich um das Feuer. Sie trinken Kräutertee, knabbern an Möhrenschnitzen, kauen auf grobkörnigem Schwarzbrot und löffeln Schnittlauchquark. Es ist kalt und zieht wie Hechtsuppe. Regenwolken ziehen auf. Nicht gerade gemütlich und schon gar nicht luxuriös, dieses Picknick in 1800 Meter Höhe.

Ach Schmarrn! Das stimmt doch alles nicht. Was soll das Gerede von der Kälte und der Ungemütlichkeit. So denken die Menschen hier oben doch gar nicht. Sie empfinden dieses zweite Frühstück weit oberhalb vom Luxus und vom modernen Leben und weitab von allen Zwängen als etwas herrlich Freies. Schon lange nicht mehr so gelebt.

Do

Sportler und andere Menschen
Mathis und die Menschen,
die bei ihm Rat suchen – eine endlose
Geschichte von schnellen Piloten,
von Überfliegern und Abgestürzten

Do

Worauf konnte sich Toni Mathis verlassen? Auf seine Familie, auf sein Vertrauen in sich selbst – und auf die Sportler. Mit dem Rest der Umgebung mußte er sich erstmal herumschlagen. Vor allem die eingesessenen Doktoren machten dem jungen „Masseur“ zu schaffen. Denn was war er anderes für sie als ein Erfüllungsgehilfe? Sollte er doch froh sein, daß sie ihm gnädigerweise die Patienten überwiesen und er deren Muskeln durchwalken durfte; das war sein Job. Doch was tat der Mensch? Er mischte sich ein. Brachte Therapievorschläge, zweifelte wissenschaftlich untermauerte Methoden an, riß sich Kranke „unter den Nagel“.

Man mußte sich hüten vor ihm. In die Schranken weisen mußte man ihn.

Es klappte nicht. Toni Mathis aus Feldkirch ließ sich nicht an die Leine nehmen. Auch als die Ärzte mit schwereren Geschütze auffuhren und den „Kurpfuscher“ aus Feldkirch in der Presse angriffen, schüchterten sie ihn nicht ein. Er machte einfach weiter. Konnte gar nicht mehr zurück – aber wie sollten die Herren Professoren das schon ahnen? Reden wollten sie ja nicht mit ihm.

Das kam erst viel später.

Ich bin froh, daß ich mir damals gar nicht so viele Gedanken über meine Situation machen konnte. Die Leute rannten mir die Praxis ein. Ich wußte gar nicht, wo mir vor lauter Arbeit der Kopf stand. Zwei kleine Kinder – Nicole und Tino - im Haus, die auch ihr Recht verlangten. Marietta, die mir klaglos den Rücken deckte und alles abnahm. Die monatlichen Rechnungen, die zu bezahlen waren. Die ständig neuen Erfahrungen im Beruf, die ich verarbeiten mußte. Ich wußte, daß ich auf dem richtigen Weg war – aber es war ein ziemlich anstrengender Weg. Nicht breitgewalzt und gut ausgeschildert; eher ein Trampelpfad, auf den sich noch nicht so viele gewagt hatten, und von dem man leicht abkommen konnte. Und es war ein weiter Weg, den ich vor mir hatte. Da blieb nicht viel Zeit zum Grübeln. Gottseidank.

Gottlob hatte er auch den Sport und die Sportler. Eigene Ambitionen hatte er aufgegeben. Er wollte keine Pokale oder Siege mehr. Bewegte sich jetzt noch aus Lust und weil er den Drang des Körpers nach Aktion in sich spürte. Nur manchmal wollte Toni Mathis es noch – ganz für sich allein – wissen und „gab Gas". Wagte sich

beim Skifahren ans Limit; keuchte die „Himmelsstiege" hinauf, bis er „glühte"; plagte sich auf dem Mountain Bike, bis er einen metallenen Geschmack am Gaumen hatte.

Doch das war eine persönliche, nicht-öffentliche Angelegenheit. Mathis wollte mit Sport niemandem mehr etwas beweisen. Er wollte jetzt denen helfen, die am Beginn oder mitten in der Karriere standen. Sein Wissen und sein Gefühl sollten denen helfen, die das brauchten.

Jedes Wochenende war er im Sommer mit den Moto-Cross-Fahrern unterwegs. Was für ein Tummelplatz für den Masseur und Therapeuten, wenn sich da an einem Sonntag 120 Männer in Lederkluft trafen und ihre Maschinen durch die Landschaft prügelten! Moto-Cross, so belegte die Statistik, war eine der unfallträchtigsten Sportarten überhaupt. Die Kerle kollidierten miteinander. Auf ihren langen Ritten malträtierten sie Bänder, Sehnen, Gelenke. Bei Stürzen flogen Körper meterweit durch die Luft, landeten zwischen Stock und Stein...

...und wollten eigentlich gleich wieder auf den Bock steigen. Moto-Cross-Fahrer sind harte Hunde.

Die Bereitschaftsärzte der jeweiligen Region waren immer froh, wenn sie wußten, daß Mathis sich im Zielraum eingerichtet hatte.

Denn dann würde es weniger Arbeit für sie geben an diesem Nachmittag. Bevor sich nämlich ein verletzter Fahrer ins Krankenhaus schaffen ließ, würde er zuerst einmal bei dem Mann aus Feldkirch vorbeisehen und sich begutachten lassen. Der würde dann seine Meinung zu der Verletzung sagen. Im Zweifelsfall würde er den Fahrer sofort ins Spital schicken. Aber wenn Mathis erklärte, daß man ambulant vielleicht noch etwas unternehmen könnte, dann würde sich der Fahrer auf Tonis Sonnenliege behandeln lassen.

Fünf Jahre bei den verrückten Kerlen: Toni Mathis lernte alle Blessuren kennen, die er sich vorstellen konnte. Knie. Wirbelsäule. Arme. Beine. Rippen. Schultern. Er arbeitete mit Heinz Kinegadner zusammen, einem begnadeten Fahrer und einem stinkend faulen Athleten. Was umso schwerwiegender war, weil Kinegadner nicht gerade fürs Fahren auf einer Geländemaschine gebaut war. Der Mann maß immerhin 1,87 Meter – und wenn er sich auf sein Motorrad setzte, ragten die Knie ein gutes Stück über die Tankhöhe hinaus.

Und, wie gesagt, ein fleißiger Trainierer war er nur auf dem Bike. Ansonsten drückte er sich gerne mal. Joggen? Wenn es denn wirklich sein mußte, dann trabte er halt ab und zu seine sieben, acht Kilometer. Gymnastik? Das war doch nichts für ein gestandenes Mannsbild. Das fing der Heinz gar nicht erst an.

Die Quittung präsentierte der Körper. Schmerzen, schlimme Schmerzen. Bis hinauf in den Hals zogen sie. Kinegadner kam zu Mathis. Der begutachtete den Fall und sah nur eine Lösung.

„Du mußt turnen, Heinz. Deine Muskulatur ist vollkommen verkürzt. Wenn wir das nicht wieder hinkriegen, bekommst du später massive Probleme mit dem Rücken."

Sie arbeiteten dran. Lösten die Sperre in der Muskulatur. Massierten, dehnten, übten solange, bis Kinegadner wieder schmerzfrei auf dem Motorrad sitzen konnte. Am Ende der Saison wurde er Weltmeister – und im drauffolgenden Jahr ebenso.

Die Erfahrungen, die er in diesen Jahren sammelte, waren für Mathis Gold wert. Sie bestätigten seine Erkenntnis, daß die Schulmedizin nicht der letzte Schluß sein kann. Sie bestätigten ihn auch in seinem Argwohn, daß einige etablierte Mediziner sich um neue Erkenntnisse herumdrücken wollten. Sie mochten einfach nicht aufgestört werden aus ihrer Ruhe.

Do

Alle haben gesagt, Moto-Cross-Fahren sei so furchtbar gefährlich. Da kann man sich ja gleich im Spital anmelden, wenn man sich auf die Maschine setzt. Was für ein Vorurteil! Es ist ein Sport wie jeder andere – wenn ihn der Athlet nur vernünftig betreibt. Und gerade das Moto-Cross-Fahren zeigt, wie sich die simpelsten Lehrsätze wieder mal bewahrheiten. Mit Kraft allein – und darauf verlassen sich die meisten – bewirkst du nämlich gar nichts. Die Geschmeidigkeit muß dazukommen, und dann wirst du dich auch nicht in die große Gefahr bringen. Der Körper kann so viele Herausforderungen bestehen; er muß nur darauf vorbereitet sein. Wenn ich einen Moto-Cross-Fahrer geschmeidig und weich ins Rennen schicke, wird er auch mittlere Stürze heil überstehen. Da sind die Burschen wie junge Kater. Sollte sich einer übernehmen, dann gibt es eine rechtzeitige Warnung. Wir wollen es ja oft nicht glauben, aber unser Körper ist viel intelligenter als wir selbst. Wir müssen ihm nur die Chance geben, seine Signale „an den Mann" zu bringen. Wir haben die Pflicht, ihn angemessen zu bewegen. Und wir müssen ihm Ruhe geben, sich zu erholen, wenn er es fordert. Das habe ich bei den Moto-Cross-Fahrern gelernt. Und ich habe erfahren, daß man manchmal sehr hart mit sich und den Anderen sein muß, wenn es um den Erfolg geht.

Da war die Geschichte in Ancona. Europacuprennen. Mathis war mit dem erfolgversprechenden Fahrer Bruno Schneider, Vize-Europameister in der Motocross-Beiwagen-Klasse, angereist. Man fläzte in den Liegestühlen und ließ sich die italienische Sonne auf den Pelz brennen. Es war kurz vor drei, in einer guten Stunde würde gestartet werden. Schneider stand auf, um sich eine Cola zu holen. Da schrie er auch schon und fiel auf einen Stuhl.

Beim Liegen hatte sich ein Wirbel verschoben. Mathis und ein paar Freunde hoben den Mann vorsichtig auf eine Matte. Toni tastete behutsam über den Rücken und konstatierte das Malheur, das auch den widerstandsfähigsten Menschen außer Gefecht setzt.

Nun hatten sie das Schlamassel: ohne Geld nach Ancona gefahren; alles auf eine Karte gesetzt; Schneider in der Pole Position; aber jetzt konnte er sich nicht rühren. Eigentlich nichts zu machen.

Toni Mathis hätte eine Nadel gebraucht. Er wußte, daß er mit den Fingern die Stelle nicht erreichen konnte, an der der Nerv blockiert war. Das war aber nötig: Er mußte zwischen dem zweiten und dritten Lendenwirbel einen Reiz setzen. Nur durch diesen „Stich" würde er die Spannung brechen können. Wie sollte er das aber anstellen – ohne Nadel?

„Bruno, kannst was aushalten?"

„Mach', was du magst. Wird eh passen."

Man brachte eine Schere, nach der Mathis verlangt hatte. Spitz war sie, wie gefordert, und ein bißchen rostig. Er nahm sie suchte den Punkt und stach zu. Links und rechts ein Loch – auf Schneiders Rücken bildete sich eine Blutlache.

Mathis wischte die Sauerei ab, klebte zwei Pflaster auf die Wunden. Man half Schneider auf die Beine. Stopfte ihn in seine Motorradkluft und hob ihn auf die Maschine.

Er hatte keine Schmerzen, gewann das Rennen. Erst als der Wettkampf zu Ende war, konnte er nicht mehr stehen. Man ist nach Hause gefahren und hat den Sieger wieder aufgepäppelt.

Es sprach sich unter den Sportlern herum, daß der Mathis aus Feldkirch immer noch einen Rat wußte, wenn der Rest der Therapeuten schon mit dem Latein am Ende war. Mit den Turnern flog er zweimal zu Weltmeisterschaften, und die Österreicher schnitten bei

diesen Veranstaltungen hervorragend ab. Fußball-Nationalspieler vertrauten ihm ihre Körper an. Die Eishockeyspieler kamen, die Reiter, die Leichtathleten, Gewichtheber. Für die Skispringer erfand Mathis die „Pendelliege"; er war der Mann fürs Körperliche, als Neuper, Kogler, Innauer ihre ersten Flüge über 180 Meter in den Schnee setzten. Und wenn es einmal Probleme für die Hochleister gab: Er übernahm die aussichtlos scheinenden Fälle.

Es war eine Gratwanderung. Die Mediziner sagten, der oder jener Patient hätte keine Chance; auf den OP-Tisch mit ihm, Schluß mit Karriere. Und dann war da dieser neunmalkluge Masseur aus Vorarlberg, der das Gegenteil erzählte. Bei jedem neuen Fall mußte ich beweisen, daß ich recht hatte. Versagen durfte ich nicht. Nie. Es war ein Arbeiten unter dem Fallbeil.

Bei normalen Patienten war ich ein bißchen vorsichtiger; aber bei den Leistungssportlern ging ich eben manchmal ans Limit. Weiter durfte ich mich nicht vorwagen. Doch hatte ich eine Wahl? Wohl kaum. Diese jungen Frauen und Männer mit ihrem Riesentalent hatten sich so lange in ihrem Sport geschunden und gearbeitet; und nun sollte ihnen eine Verletzung alles zerstören? Sie brauchten jetzt nicht die zeitraubenden langfristigen Lebensentwürfe. Sie brauch-

ten Hilfe – schnell und effizient.

Ich habe ihnen den Gips früher runtergerissen, als sich mancher Arzt das hätte träumen lassen. Ein Wahnsinn, jaulten die Professoren. Aber sie sind dann stiller geworden, wenn sie miterlebten, daß es funktionierte. Ob ich es wollte oder nicht: Es dauerte nicht arg lang, dann hatten sich die Lager auseinanderdividiert – Anhänger und Feinde.

Der „Mann mit dem goldenen touch" haben sie über mich geschrieben. Alles Quatsch, da wurde eine Menge hineinmystifiziert – was ich tue, hat nichts mit Zauberei zu schaffen. Ich habe meine Hausaufgaben ordentlich gemacht; wahrscheinlich bin ich begabter als viele andere; und durch meine Unfälle und die Erfahrungen am eigenen Leibe bin ich sehr sensibel geworden. Ich habe gelernt, mit Verletzungen anders umzugehen, als Leute, die so etwas nicht erlebt haben. Vieles, was für mich selbstverständlich ist, ist für die Anderen Neuland.

Als zum Beispiel damals die Hanni Wenzel bei mir anrief und weinte, jetzt sei alles aus; als ich am nächsten Tag an ihrem Krankenbett stand und sie fragte, ob sie sich eine schmerzhafte Genesung zutraute; als sie sagte, daß sie alles mitmachen würde: Da wußten nur zwei Menschen, was auf dem Spiel stand und wovon ich redete - die Hanni und ich.

Er kam gerade vom Training der Nationalmannschaft zurück, als in seinem Zimmer des Hotels in Sankt Moritz das Telefon klingelte.

„Die Hanni ist hier. Du, Toni, ich glaub' alles ist aus."

„Was ist los? Erzähl einmal."

„Aufgestellt hat es mich. Ich lieg' schon im Krankenhaus. Die Ärzte wissen nicht, was es ist. Aber da brauche ich keine Ärzte; das sehe ich selbst, daß alles kaputt ist im Knie."

„Was kannst denn sehen?“

„Im Augenblick nichts, weil alles voll Blut und Wasser ist. Geschwollen wie ein Ballon.“

Mathis packte seine Sachen und fuhr noch in der Nacht durch vorweihnachtliches Schneetreiben nach Saalfelden in die Klinik. Traf dort eine verheulte Hanni Wenzel an. Die Ärzte hatten ihr mittlerweile eröffnet, daß im Knie so ziemlich alles kaputt war, was kaputtgehen kann. Alle Bänder gerissen, Meniskus ebenfalls. Operation unumgänglich.

Für Hanni Wenzel war eine Welt eingestürzt. Sie hatte eine prima Form gehabt, sich für die kommende Weltmeisterschaften in Haus große Ziele gesteckt. Auch für die Verhandlungen mit den Sponsoren hatte sie sich einiges vorgenommen. Doch das war ja nun alles hinfällig. Niemand würde mehr etwas von einer kniekranken Hanni Wenzel wollen.

„Toll schaut das wirklich nicht aus“, sagte Toni Mathis. Hanni Wenzel schniefte. „Aber eine ganz kleine, eine winzige Chance sehe ich.“

Welche, wollte die Rennläuferin wissen. Nach jedem Strohhalm hätte sie zu diesen Zeitpunkt gegriffen. Er meinte: „Für den Slalom müßte die Zeit noch reichen. Nicht für den Riesentorlauf – da sind die Schwünge zu lang und die Belastungen aufs Knie am Ende der Radien zu groß. Aber im Slalom sehe ich noch eine theoretische Möglichkeit.“

Mathis besprach sich mit dem Arzt. Der wollte zuerst nicht recht glauben, was der Therapeut ihm da vortrug. Den Gips (normalerweise „trägt“ ihn der Verletzte sieben bis acht Wochen) möglichst schnell abmachen und mit dem Training in einem Monat wieder beginnen? Unmöglich, nicht denkbar. Wegen der Weltmeisterschaft in sechs Wochen? Naja, schön und gut, sagte der Arzt, aber auch wegen einer Weltmeisterschaft verheilt eine so schwere Verletzung wie die von der Hanni Wenzel nicht schneller.

Sie debattierten. Mathis legte dem Mediziner offen, welches Programm er mit Hanni Wenzel absolvieren wollte. Die Bedenken des Doktors wurden ein wenig schwächer. Dieser Masseur mit dem Donnerhall-Ruf bei den Athleten hatte ja ziemlich vernünftige Ansichten. Auf jeden Fall hörte er sich nicht wie einer an, der auf Kosten der Gesundheit anderer Leute irgendwelche Wunderheilungen durchpeitschen wollte. Nun gut, wenn die Hanni mit Mathis' Vorhaben einverstanden sei, dann solle er es versuchen. Aber, soviel mußte klar sein: Im Spital hatte man von nichts gehört. Falls die Sache schief ging, mußte der Mann aus Vorarlberg selbst dafür geradestehen.

Er hat Hanni Wenzel geschunden. Vor dem ersten Reha-Training fragte Toni Mathis die Skiläuferin noch einmal, ob sie bereit sei, alles auszuhalten, was er von ihr fordere. Ja, sagte sie, und dann begann eine Plackerei, wie sie nur eine von ihrem Ziel Besessene durchhält.

Drei Wochen nach der Operation wurde der Gips abgenommen. Mit Übungen im Kraftraum war bis dahin der restliche Körper in Schuß gehalten, die Kondition auf einem anständigen Niveau gehalten worden.

Anfangs der vierten Woche stand Hanni Wenzel wieder am Fuß der „Himmelsstiege". Ein paar Tage später machte sie die ersten einbeinigen Sprünge und konnte das Knie schon im Winkel von 110 Grad beugen. Wieder eine Woche später verschwanden Hanni Wenzel und Toni Mathis...

Geheimtraining in einem kleinen Dorf. Anfangs hatte die junge

Frau Angst. „Warum denn“, fragte Toni (dessen ganze berufliche Existenz auf dem Spiel stand; bei einer neuerlichen Verletzung der Skifahrerin würden sich alle auf ihn stürzen). „Es kann nichts passieren. Die Operation war einwandfrei, ohne Komplikationen. Alles ist genäht, doppelt geklebt, bandagiert. Da kann nichts passieren. Außer, es haut dich auf die Gosch'n. Aber ich warne dich; trau‘ dich das nicht.“

Hanni Wenzel ist nicht gestürzt. Sechs Wochen nach der Operation erschien sie bei der Weltmeisterschaft und holte sich die Startnummer ab. Schon das war eine Sensation.

Sie fuhr Weltklasse. Zweitbeste Zwischenzeit. Im Zielraum hielten sie den Atem an. Dann, am viertletzten Tor, ein Flüchtigkeitsfehler. Hanni Wenzel fädelte ein, schied aus. Wütend hieb sie mit den Stöcken in den Schnee.

Später hat sie noch ein wenig geweint. Aus Zorn über die verpaßte Chance. Vor allem aber aus Freude – eine Medaille hatte es zwar nicht gegeben; aber das Knie hatte gehalten. Und das war die Hauptsache.

Einer, der den sensationellen Auftritt der Hanni Wenzel beobachtet hatte, sagte am Abend zu seinen Kollegen: „Das hat die Frau nur dem Mathis zu verdanken. Der Bursche kann wirklich was.“

Der Mann, der das sagte, heißt Harry Valerien. Er sollte später den Toni Mathis das Entree bei den besten Rennfahrern der Welt verschaffen. Und da war er dann endgültig in der großen Welt angekommen, von der er schon als kleiner Bub geträumt hatte.

Wer sieht hier alt aus?
Die Füße sind das Fundament,
auf dem unsere Gesundheit steht.

Do

Im letzten Kapitel hatten wir's von den Füßen. Kleiner Nachtrag dazu: Reden wir über die Reflexzonenmassage. Die ist nämlich nicht nur den Fachleuten vorbehalten. Mit ein bißchen gutem Willen können Sie sich selbst solide Basiskenntnisse beibringen. Sie brauchen nur einen Partner, der Ihnen die Beine hinreckt. Das wird er gern machen, denn erstens ist auch eine Massage durch einen blutigen Anfänger ungefährlich und zweitens schon beim „Üben" erstaunlich wohltuend.

Es gibt Therapeuten, die am Fuß „trocken" arbeiten. Ich benutze ein aromatisiertes Massageöl, das ich dünn auftrage. Der zu behandelnde Fuß liegt vor mir, ich halte mit der linken Hand die Zehen fest, mit der Rechten beginne ich: Der Daumen pflügt, beginnend an der Großzehe, mit sanftem Druck eine Bahn in Richtung Ferse. Dann eine weitere daneben, noch eine - bis die letzte, von der kleinen Zehe zur Ferse hin, beendet ist.

Bei dieser Prozedur werde ich an den Reaktionen des Partners feststellen können, wo es bei ihm im Argen liegt. Im Fuß nämlich gibt es „Schaltstellen" zu inneren Organen, Gelenken, Knochen, ganzen Körperpartien. Wenn es dort zwackt, reagieren die entsprechenden Regionen an den Füßen schmerzempfindlich auf Druck.

Hier ein kurzer Überblick über einige der Fußreflexzonen und ihre Lage:

Sohle: an der Innenbahn zwischen Großzehe und Ferse die Punkte für die Halswirbelsäule; an der Ferse und der unteren Außenbahn das Becken und der Bauchraum; auf der oberen Außenbahn bis zur kleinen Zehe der Ellbogen, der Oberarm und das Schultergelenk; unterhalb der Zehen eine breite Zone für den Schultergürtel; unterhalb der Großzehe der Nacken.

Rist: an der Innenbahn unterhalb der Großzehe die Zone fürs Brustbein; über die ganze Breite des Fußes großflächige „Kontaktstellen“ zum Schultergürtel, Brustkorb und Rippen und schließlich zur Bauchdecke. Die Innenseite der Ferse hat den „direkten Draht“ zum Gesäß.

Sollte eine dieser Regionen schmerzen, wenn ich sie drücke, dann beginne ich zu massieren. Millimeterweise rückt mein Daumen in der Reflexzone vor, während er in kleinen Kreisen reibt, punktuell drückt oder sich wie eine Raupe voranarbeitet. Dadurch werden der Blutkreislauf und der Lymphfluß in den Regionen angeregt; das geschieht aber nicht nur im Fuß sondern auch in den entsprechenden Körperbereichen. Dort werden nun Stoffwechselablagerungen weggeschafft; dem Körper wird die Selbstheilung erleichtert.

Versuchen Sie es! Sie werden vermutlich bei den ersten Sitzungen mit Ihrem Partner nicht oder nur zufällig „auf den Punkt“ kommen - dazu bedarf es schon einer gewissen Erfahrung. Aber Sie werden zumindest eines erreichen: Der Partner wird mit einem wohligen Gefühl der Wärme aufstehen. Und nach einer Neuauflage verlangen.

Fußreflexzonenmassage. Shiatsu. Reiki. Akupressur. Yoga. Akupunktur. All diese Techniken sind zu Unrecht lange Zeit von unseren modernen Medizinern belächelt worden. Heute gibt es wohl keinen Arzt mehr, der sich noch offen darüber lustig macht. Doch ein unterschwelliges Unbehagen gegenüber den - manchmal schon Jahrtausende alten - Methoden aus dem Fernen Osten, der indianischen Schamanen oder der alpinen Kräuterweiblein ist geblieben. Völlig zu Unrecht, wie die Praxis beweist. Manchmal schaffen die „Exoten“ Heilung in Fällen, in denen „klassische“ Mediziner den

Patienten schon aufgegeben hatten. Oft ersetzen sie auch harte Medikamente oder sie haben - ohne jede Nebenwirkung - die probatesten Mittel, das Leben leichter zu machen.

Warum hören wir nicht auf die Leute, die mit der Natur per Du sind? Wir könnten soviel von ihnen lernen.

In Zermatt lebt Ulrich Inderbinen, der älteste aktive Bergführer der Welt. 98 ist er und kraxelt immer noch mit Touristen am Seil auf leichte Viertausender. Langsam stapft er über die Gletscher, eine kleine Gestalt, scheinbar niedergedrückt von dem Rucksack. Aber Inderbinen setzt Fuß vor Fuß. Sicher und bedächtig. Wie er das immer getan hat, seit er vor 75 Jahren in seinem Beruf angefangen hat.

Ein einfaches Leben liegt hinter ihm. Er hat sich nie um Begriffe wie „Fitneß“ oder „Stretching“, „Bodybuilding“ oder „Training“ gekümmert. Instinktiv hat er alles richtig gemacht. Wenn er gefragt wird, was ein Mensch braucht zum Gesundbleiben und zum Zufriedensein, sagt er: „Dein Marmeladenbrot am Morgen. Genug Wasser für die Tour. Oben auf dem Gipfel einen Sprutz Schnaps in den Tee. Schönes Wetter. Und am Abend ein oder zwei Glas Vendant.“

1995 wurde in Zermatt gefeiert: 130 Jahre zuvor war das Matterhorn zum ersten Mal bestiegen worden. Herren des Schweizer Fernsehens klopften bei Inderbinen an und fragten, ob er mit einem ihrer Reporter am Jubiläumstag live auf den Gipfel klettern wolle.

Eigentlich nicht, sagte er. „Bin zehn Jahre zu alt. Aber weil ihr es seid, mache ich eine Ausnahme. Muß nur noch ein bißchen üben.“

Er war dann auf den Punkt vorbereitet. Bedächtig und trittsicher stapfte und hangelte er sich in einer sehr ordentlichen Zeit zum Gipfel hoch. Er saß unterm Kreuz und guckte übers Wallis. Ein glücklicher Mann. Der Reporter, ein wenig ausgelaugt von der

Tour, fragte, wie er denn diese Sensation bewerkstelligt habe. Inderbinen sei schließlich nicht mehr der Allerjüngste.

Da funkelten die Äuglein des Greises. Und er sagte: „Ich habe mich immer umtun müssen. Aber ich habe es auch nie übertrieben."

Eine schöne Beschreibung für die „goldene Mitte".

Aber nicht jedem ist es gegeben, sein Leben immer nach dieser goldenen Mitte auszurichten. Als ich seinerzeit Hanni Wenzel nach ihrem Sturz in ungewöhnlich wenig Zeit wieder auf die Beine stellen mußte, wußte ich, daß das eine schwierige Angelegenheit würde. Aber Hanni Wenzel ist Leistungssportlerin; sie hat nur eine Karriere und – wenn's gut kommt – ein Dutzend Weltmeisterschaften, in denen sie sich beweisen kann. Für sie gelten andere Maßstäbe als für einen „normalen" Verletzten. Deswegen habe ich es riskiert. Die Fachwelt hat damals gemeint: „Die spinnt - und vor allem der Mathis hat sie nicht mehr alle beieinander."

Aber der Erfolg hat mir recht gegeben. Hanni Wenzel hat keine Folgeschäden gehabt. Und sie hat wieder Rennen gewonnen.

Immer wieder sind mir solche Fälle untergekommen. Patienten, die sich in den etablierten Krankenhäusern verloren fühlten, auf der Suche nach verläßlichen Informationen über ihren Zustand, ihre Chancen, ihre Pflichten. Patienten, denen die Ärzte kaum noch Chancen auf eine Wiederherstellung der Beweglichkeit von Gelenken, der Belastbarkeit von Bändern, der Funktionsfähigkeit der Wirbelsäule mehr machten. Leute, die in der Meinung lebten, sie würden sich ganz wacker halten; doch in Wahrheit waren sie auf dem besten Weg, sich selbst zu ruinieren.

Wie oft habe ich folgende Geschichte gehört: Stark übergewichtiger Patient konsultiert wegen eines Gesundheits-Checks seinen Arzt. Der bestellt ihn nach allen Untersuchungen zum Gespräch und eröffnet ihm freudestrahelnd: „Wunderbar. Alle Werte sind okay." Kein Wort davon, daß der Mann dringend abnehmen müßte.

Bei vielen Medizinern drängt sich der Verdacht auf, sie hätten eine Heidenangst um ihr Revier. Ich wurde in Österreich zu Beginn meiner Tätigkeit als „Guru" und „Möchtegern-Wunderheiler" verspottet. Die Häme kam immer aus dem Lager derer, die mit meinen Methoden nichts anzufangen wußten und sich scheckig ärgerten, wenn sich herausstellte, daß ihr Wissen nicht die Welt bedeutete. „Der Mathis mit seiner Berg-Rennerei macht die Leute zu Krüppeln", hieß es. Mit der Zeit wurden die Kritiker leiser, denn als Krüppel hat keiner das Therapiezentrum in Feldkirch verlassen. Manche aber, wie die Schweizer Skifahrerin Sonja Nef, der Vorarlberger Kollege Marc Girardelli oder der Fußballspieler Hans Krankl verbreiteten, sie hätten nach einer Odyssee durch diverse Spezialkliniken endlich eine Stelle gefunden, wo auf ihre Bedürfnisse eingegangen würde. Und sie könnten ihren Körper wieder so benutzen, wie sie sich das wünschten. Zauberei aber hätten sie nicht ausmachen können.

Im Gegenteil: Was wir mit ihnen in Feldkirch anstellten, ist nie ein Geheimnis gewesen - es war, nach der notwendigen guten medizinischen Grundversorgung, das Aufbauprogramm, wie es der Körper selber diktiert.

Wenn ich beobachte, wie in Deutschland – ebenso wie in Österreich und vielen anderen europäischen Ländern - derzeit die Physiotherapeuten brachial an den Rand des Existenzminimums gedrängt werden, wird mir angst und bange. So kann das nicht weitergehen. Wir müssen doch in der Lage sein, zwischen der unverzichtbaren und brillanten modernen Medizin und anderen Lehren (zum Beispiel den asiatischen, die ihre unbestrittenen Erfolge haben) eine Brücke zu schlagen. Es kann doch nicht so sein, daß Gesundheit ein Monopol der Technokraten unter den Doktoren wird.

Ich habe grauslige Schlüsselerlebnisse mit schrecklich intakten Ärzten gehabt. Auf die direkteste Weise erlebte ich das am eigenen Leib, nach meinem Bandscheibenvorfall. Der traf mich 22jährigen Burschen, der von der großen Sportkarriere träumte. Nicht nur, daß sich im Spital kaum jemand um meinen seelischen Zustand küm-

merte. Die Verantwortlichen haben außerdem noch auf eine Art an mir herumgedoktert, die mir zu denken gab. Ich mußte die gleichen Übungen machen wie ein 70jähriger - da strengte es mich mehr an, aufs Klo zu gehen. An mein Bett kamen hervorragende Chirurgen, die aber von einer sinnvollen Therapie keine Ahnung hatten. Sie wollten mich schonen - und wenn ich mich ihren Anweisungen gefügt hätte, wäre ich meiner Lebtag nicht mehr so auf die Beine gekommen, wie das der Fall war.

Irgendwann habe ich mich nämlich nicht mehr um sie gekümmert, sondern auf meinen Körper gehört. Der hat mir signalisiert, was er wollte. Nicht Schonung um jeden Preis, sondern behutsames Aufbauen von Kraft, um den Schaden in Grenzen zu halten und vielleicht später zu beheben.

Es hat sich nicht viel geändert. Wirst du krank, dann bist du ein armer Hund. Wann findet man schon einen Mediziner, der die Zeit hat, sich richtig um seine Leute zu kümmern! Wie oft steht zwischen dem Arzt und dem Patienten der Schreibtisch und verhindert einen hautnahen Kontakt der beiden! Und wieviele Patienten sind in den Augen des Chirurgen eine einfache unpersönliche Nummer an der Großzehe, die an dem Körper hängt, der in den OP-Raum gerollt wird!

Leute, Ihr müßt auf Euch aufpassen. Solltet Ihr schon mal in die Bredouille geraten und in einer Klinik „gastieren“, dann besinnt Euch: Fordert Euer gutes Recht; schließlich pumpt Ihr ja auch eine Menge Kohle in die Krankenkassen. Laßt Euch nicht abspeisen! Verlangt vollständige Informationen über Euren Zustand und das, was man mit Euch anstellen will. Die Ärzte sollen erklären, was Ihr schlucken müßt. Und wenn Ihr das Krankenhaus verlaßt, erinnert die Doktoren daran, daß sie nur dann verantwortungsvolle Ärzte sind, wenn sie Euch auch ausführliche Erklärungen mit auf den Weg geben, wie Ihr Euch zu verhalten habt! Sie haben Euch kein Bewegungsprogramm geschrieben? Dann wird's aber Zeit.

Vor allem aber liegt es an Euch, die Sache wieder ins Lot zu bringen. Geht endlich anständig mit Euch um. Lebt gesund. Gebt Eurem Körper eine Chance!

Jeder von uns sollte sich damit abfinden, daß er (oder sie) eben nicht der absolute Traumtyp ist. Irgendwo hapert es immer. Eigentlich, so möchte man meinen, dürfte das allen klar sein. Aber von wegen! Es laufen immer noch eine Menge Frauen und Männer herum, die sich maßlos überschätzen. Da sie nie gelernt haben, selbstkritisch mit sich umzugehen, werden sie auch nicht in der Lage sein, die Alarmsignale richtig zu deuten, die der Körper in Notfällen funkt.

Da kommen diese Kandidaten in mein Therapiezentrum in Feldkirch gerauscht. Die Frauen sind fesch aufgebrezelt, die Herren stecken in einem picobello Anzug. Sie haben sich hübsch frisiert und sauber rasiert - und meinen, sie seien eine Augenweide.

Dabei jault die Alarmsirene laut auf, wenn sie sich entblättern. Sakko aus, Hose runter, Hemd, Schlips, Socken in die Ecke - und da steht dann ein weiteres Prachtexemplar der Gattung „Mustermann“ des 20sten Jahrhunderts. Die Achseln hängen. Die Muskulatur hat sich bis auf ein Überlebensminimum zurückgebildet. Der Po hängt traurig herunter, Oberschenkel und Waden scheinen kaum in der Lage, das Übergewicht zu tragen. Ein Körper, schlaff bis hinunter zum kleinen Zeh.

„Schauen Sie sich im Spiegel an“, sage ich dem Kunden. „Glauben Sie, daß sich eine Frau in so einen Typ verlieben könnte?“ Dann zuckt er mit den schlappen Schultern.

Do

Manchmal muß man schwere Geschütze auffahren, um den Leuten klarzumachen, daß es höchste Zeit ist, auf die Zeichen zu hören, die vom Körper kommen.

Erst beim Betrachten seiner mickrigen Nacktheit wird dem Mann bewußt, daß etwas mit ihm nicht stimmt. Er braucht nicht viel Phantasie, um sich auszumalen, wohin es ihn führen wird, wenn er weitermacht wie bisher. Er wird in einen Teufelskreis rutschen: Immer weniger Kraft und Energie, immer mehr Gebrechen und Zipperlein. Zuerst werden die Mißstände noch unbequem, aber durch einen gutgeschnittenen Smoking nach außen hin zu kaschieren sein; später wird es hier und da ein bißchen zwacken; und dann wird der Körper überall aus den Fugen geraten und seinen Dienst verweigern.

Noch ist Zeit, angemessen auf die Alarmsignale zu reagieren. Schon ein Zwei-Wochen-Programm mit ordentlicher Ernährung und vernünftiger Bewegung kurbelt den Organismus an und reaktiviert ein bereits abgestumpftes Lustgefühl am eigenen Körper. Das Abspecken fällt leichter, der Spaß am Sport kehrt zurück. Und nach einiger Zeit gibt auch der Spiegel kein so deprimierendes Bild mehr ab.

Was aber, wenn die Alarmsignale schon schriller klingen?

Sie können sich selbst kontrollieren. Haben Sie gesunde Fingernägel - oder sind die rissig, von Querstreifen durchzogen, brüchig, aufgebogen? Hat sich Ihre Haut in letzter Zeit verändert - ist sie gelblich verfärbt (Probleme mit der Leber oder Gallenblase), rot (Blutdruck stimmt eventuell nicht), hat die Farbe von Milchkaffee (die Niere arbeitet nicht, wie sie sollte)? Den Fachleuten sagen auch markante Gesichtsfalten viel über die Verfassung eines Menschen.

Sollten Sie bei sich starke Veränderungen feststellen, dann gehen Sie zum Arzt! Lassen Sie sich durchchecken. Blutwerte, EKG, Urinprobe...Wenn die Daten besagen, daß Sie sich im „grünen Bereich" befinden, ist das freilich nicht der Freifahrtschein für ein dolce far niente.

Sie müssen etwas für sich tun! Jeden Tag. Ansonsten schonen Sie sich zu Tode. Also rühren Sie sich! Treiben Sie Sport, halten Sie ihren Körper in Bewegung. Aber halten Sie Maß dabei.

In Deutschland zum Beispiel verletzen sich pro Jahr mehr als eineinhalb Millionen Frauen und Männer beim Sport. Natürlich ist da vielfach ein blöder Zufall die Ursache, doch die blödesten Gründe liefern die Sportler selber.

Ich mache es ganz drastisch; hier ein Teil der Verletzungen, die sich Freizeitathleten zuziehen, weil sie nicht auf Alarmsignale des eigenen Körpers achten: Eisläufer dehnen und zerren sich die Bänder, schädigen Wirbelsäule und Hüftgelenk. Tennis- und Squashspieler riskieren den kaputten Ellbogen und Achillessehnen-Entzündungen. Turner gefährden die Wirbelsäule, die Menisken, Seitenbänder und Knieapparate. Skifahrer holen sich Meniskus- und Kapselschäden, sowie Bänderdehnungen und -risse. Langläufer malträtieren die Bänder im Knie, Fußballer die Knochenhaut, die

Bänder, den Meniskus. Läufer ruinieren sich den Halteapparat, Schwimmer die Schulterpartie, Radfahrer die Achillessehnen und den Rücken...

Wenn sie nicht aufpassen.

Das aber ist ganz simpel. Den Leuten, die zu mir kommen, gebe ich als wichtigste Regel mit auf den Weg: „Wenn es weh tut, müßt Ihr einen Gang zurückschalten oder ganz aufhören." Die Leute sollen nicht partout aktiv werden. Radfahrer, die sich nach gerade auskurierter Grippe in den Sattel schwingen, setzen sich dem Risiko einer Herzmuskelentzündung aus. Läufer, die vor dem Halb-Stunden-Trab ihre Muskulatur nicht dehnen, sind selber schuld, wenn sie sich etwas zerren. Tennisspieler, die ohne Aufwärmen ins Match gehen, gehören übers Knie gelegt.

Wir sind keine Leistungssportler und müssen uns deswegen auch nicht im Grenzbereich dessen herumschlagen, was ein menschlicher Körper aushalten kann. Wir wollen uns die Impulse verpassen, die uns gesund erhalten: kräftig, ausdauernd, gewandt.

Dazu müssen wir uns regelmäßig anstrengen. Wer sich schont, schlafft ab. Aber wir müssen auch das passende Maß finden. Genauso schädlich wie übervorsichtiges Schonen ist eine leistungsorientierte Überforderung. Dadurch geraten wir in den Zustand des Übertrainings (eine Situation, die die Top-Athleten fürchten). Die Leistung sinkt konstant ab, die Bewegungen werden schusselig, unser Gemütszustand fällt in den Keller. Anstelle der gewohnten Hochstimmung, die der Sport normalerweise bringt, fühlen wir uns depressiv, antriebsschwach. Außerdem, so haben die Wissenschaftler herausgefunden, wird durch zu hartes Training das Immunsystem geschwächt.

Es läuft immer wieder darauf hinaus: Zuviel bringt nichts und schadet auf Dauer; zuwenig kommt sowieso nicht in Frage. Dazwischen, in der goldenen Mitte, lebt es sich wunderbar.

Fit im Beruf

Ob Manager oder Motorsportler, Handwerker oder Hausfrau – in Arbeit und Alltag vergessen viele, sich fit zu halten

Für Karrierebewußte ist Fitneß in der heutigen Zeit unabdingbar. Auch immer mehr Arbeitgeber legen Wert darauf, daß sich die Angestellten wohl in ihrer Haut fühlen. Zwar gibt es auch heute noch eine Anzahl von Firmen, in denen auf Sport "weniger" (laut "Fit For Fun"-Studie 37 Prozent) oder "kein Wert" (34 Prozent) gelegt wird. Ein Trend zu mehr Aktivität ist nichtsdestotrotz erkennbar. So glauben heute 98 Prozent der Deutschen, daß sportliche Mitmenschen im Beruf bessere Chancen haben als Bewegungsmuffel.

Viele jedoch scheinen vergessen zu haben, mit welch einfachen Mitteln sie ihren Körper bearbeiten müssen, um den gewünschten Effekt zu erreichen. Zwei, drei halbstündige Laufeinheiten pro Woche, regelmäßige Gymnastik, gesunde Ernährung und ein vernünftiger Lebenswandel – mehr braucht's nicht.

Für diejenigen, die Abwechslung in ihr Fitneßprogramm bringen wollen, hier ein paar Anregungen:

Was bringt mir das?
Wofür Sportarten gut sind

Joggen, Radfahren, Schwimmen - die besten Möglichkeiten, die Ausdauer zu halten. Wobei Schwimmen die gelenkschonendste Variante ist,. zu kurz kommen Beweglichkeit, eventuell auch die soziale Komponente. Fußball, Handball, Volleyball etc. - fördern Teamgeist, motorische Geschicklichkeit. Große Verletzungsgefahr. Tennis, Badminton, Squash - das Durchsetzungsvermögen wird geschult. Gut für Ausdauer und Koordination. Verletzungsgefahr. Golf, Jazz Dance, Karate etc. - diese sehr „speziellen“ Disziplinen fordern auch eine starke mentale Beschäftigung mit allem Neuen, was auf den Sportler zukommt.

Altes Eisen?
Ein Test und seine Folgen

Wie fit sind Sie? Es gibt – neben unserem am Ende des ersten Tages beschriebenen Eingangstest – zwei Möglichkeiten, die eigene Befindlichkeit einigermaßen genau auszuloten. Die erste: Lassen Sie sich vom Arzt durchchecken (was sowieso Voraussetzung ist, wenn Sie nach längerer „Abstinenz“ ein regelmäßiges Training beginnen). Vor allem die Daten über Ihre Sauerstoffaufnahme geben ihm ein klares Bild, ob Sie sich in einer Ihrem Alter entsprechend guten Verfassung befinden.
Oder aber: Laufschuhe und Trainingsklamotten anziehen und eine Viertelstunde durch den Wald joggen. Im zügigen Trab sollten das die bis zu 40jährigen ohne Gehpausen schaffen. 40- bis 50jährige dürfen das Tempo drosseln, sollten aber tunlichst auch nicht wandern. Ab 50 sind drei Gehpausen à 60 Sekunden erlaubt.
Sie haben das Pensum nicht geschafft? Dann müssen Sie ganz von vorne anfangen. Nur mit langsamem und behutsamem Aufbau von Muskelkraft und Ausdauer werden Sie wieder Anschluß an die gesunden Altersgenossen finden.
Und der Rest vom Test? Wie fühlen Sie sich danach? Erschöpft? Müde? Etwas matt? Ganz okay? Oder gar prima? Wenn Sie nicht in einer der beiden letzten Kategorien gelandet sind, sollten Sie daran arbeiten.
Wichtig ist, daß der Übende die Aktivitäten seinem Alter entsprechend wählt. Für alle Gruppen gilt, daß drei Trainingseinheiten von jeweils 45 Minuten ausreichen, den Körper in Schuß zu halten.

20-30. In dieser Phase schafft der Mensch den Unterbau für die kommenden Jahre. Jetzt sollte er die Muskeln trimmen, seine Ausdauer vergrößern, die Beweglichkeit schulen. Das sind die Ressourcen, aus denen er in der Zukunft schöpfen wird. Und die er versuchen muß, solange wie möglich zu erhalten. Die Twens tendieren eher dazu, sich zu unter- als zu überfordern.

30-40. Der Körper beginnt – langsam und kaum merklich – abzubauen. Auf die Muskeln – vorausgesetzt, sie sind ordentlich ausgebildet – muß nichts mehr draufgepackt werden. Wichtig sind nun regelmäßiges Stretchen und ein Ankurbeln von Herz-Kreislauf.

40-50. Der Mensch befindet sich im „Schwellenalter". Wenn er jetzt nicht aufpaßt, gerät er schnell aus der Fasson. Die Muskeln sind weniger trainierbar – es macht also Mühe, den erreichten Zustand wenigstens einigermaßen zu halten. Der Mensch setzt Fett an. Gegen die Figurprobleme helfen nur konsequente Bewegung und bewußte Änderung der Lebensgewohnheiten.

50-60. Die Ausdauerkapazität kann drastisch abnehmen. Vor allem Sport verzögert diesen Prozeß. Außerdem sollten die 40- bis 50 jährigen mit einer gezielten „Rückenschule" Problemen in diesem Bereich vorbeugen.

60 und älter. Immer noch fit? Dann haben Sie alles richtig gemacht und wissen, wie es geht. Sie werden sich nicht überfordern, aber auch nicht einrosten. Weiter so.

Welcher Sport für welches Alter?

20-30. Sie tun, wonach Ihnen der Sinn steht. Das Motto heißt: Have fun!

30-40. Noch immer alles möglich. Neueinsteiger sollten in einer unbekannten Sportart vorsichtig beginnen.

40-50. Ein bißchen ruhiger sollten Sie es jetzt schon angehen. Mediziner raten zur Beschäftigung auf dem Golf- oder Tennisplatz, zum Radfahren, Skilaufen, Schwimmen, Jogging.

50 und drüber. Meiden Sie Extreme. Ein schöner Dauerlauf, eine Dreiviertelstunde lockere Aerobic, regelmäßige Bewegung – das ist, als ob Sie in den Jungbrunnen hüpften.

Action! Übungen für alle Altersstufen

Arme und Schultern: Stellen Sie sich einen halben Meter vor einen Türrahmen. Mit den Handflächen stützen Sie sich in Schulterhöhe ab, kippen langsam nach vorne ab, bis sich die Schulterblätter auf Höhe des Türrahmens befinden. Drei bis 15 Wiederholungen.

Rücken: Aufrecht sitzen. Die Hände sind über dem Kopf verschränkt. Ziehen Sie nun die Ellbogen nach hinten, bis Sie in den Schultern die Dehnung spüren. Führen Sie anschließend die Ellbogen vor dem Kopf zusammen. Drei bis zehn Wiederholungen.

Bauch: Sie sitzen auf einem Stuhl, stützen sich an den Lehnen oder auf der Sitzfläche mit den Händen ab. Ziehen Sie nun langsam die Knie in Richtung Brust, senken sie anschließend wieder ab. Die Füße berühren dabei nicht den Boden. Fünf bis 15 Wiederholungen.

Beine: Stellen Sie sich mit dem Vorderfüßen auf ein dickes Buch. Der Oberkörper bleibt gerade, während Sie die Ferse zum Boden absenken und wieder in die Waagrechte zurückheben. Fünf bis 15 Wiederholungen

Stretching: Stehen Sie gerade, Sie sollten sich mit der Hand abstützen (z.B. an einer Tischplatte). Greifen Sie mit der anderen Hand einen Fuß und ziehen ihn zum Becken. Fünf bis zehn Sekunden lang halten. Die Seite wechseln. Insgesamt dreimal.

FREITAG

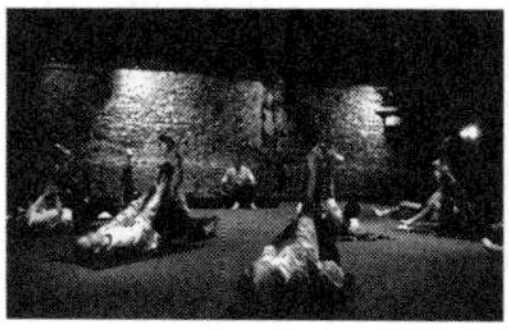

Fr

07.00 Uhr: Lockerer Waldlauf mit Gymnastikpausen. Anschliessend Wassergymnastik und Erholung in der Sauna.

09.30 Uhr: Frühstück.

10.45 Uhr: Treffen im Meditationsraum und Erfahrungsaustausch der Teilnehmer. Danach eine stramme eineinhalbstündige Talwanderung.

13.00 Uhr Mittagessen
Apfel-Karottensaft.

Kalte Gurkensuppe mit Dill: zwei Salatgurken; zwei Knoblauchzehen; 125 Gramm Joghurt; Dill, Meersalz, Pfeffer.
Die Gurken waschen und mit dem Knoblauch in einem Mixer mit ein paar Eßlöffel Wasser pürieren, durch ein Sieb passieren und mit dem Joghurt verrühren. Falls die Konsistenz noch zu dick ist, kann man mit ein paar Eßlöffel Gemüsefond verlängern. Zuletzt den feingehackten Dill dazugeben.
Gemüselasagne: 200 Gramm Lasagneblätter; eine Zwiebel; 100 Gramm Karotten; 100 Gramm Lauch; 100 Gramm Sellerie; 100 Gramm Tomatenpüree; Gemüsefond, Parmesan, Salz, Pfeffer, Knoblauch, Basilikum, Majoran, Oregano.
Die Zwiebel und das Gemüse fein würfeln und mit Olivenöl andünsten. Tomatenpüree kurz mitrösten und mit Gemüsefond aufgießen. Würzen. Zirka 15 Minuten köcheln lassen. Die Lasagneblätter in Salzwasser kochen und in einer gebutterten Form mit der Sauce schichtweise auffüllen. Mit Parmesan bestreuen und bei 150 Grad 50 Minuten im Rohr lassen.
Beerenragout mit Vanillesauce: Erdbeeren, Heidelbeeren, Himbeeren; Honig, Zitrone.

Einen Teil der Beeren mit etwas Honig erhitzen und pürieren; die restlichen Früchte als Einlage dazugeben und mit Vanillesauce servieren.

15.30 Uhr: Lockeres Joggen in den Bergwald. Dort Koordinationsübungen der besonderen Art: Die Teilnehmer meistern einen extrem steilen, mit Bäumen und Felsen durchsetzten Hang – zum Teil auf allen Vieren. "Krabbeln wie die kleinen Kinder – eine Wohltat für den Rücken", sagt Mathis.

17.30 Uhr: noch einmal Wassergymnastik und Erholung in der Sauna-Landschaft.

19.30 Uhr Abendessen
Knabbergemüse.
Spargelsulz mit Keimlingen und Paradeiser: ein Kilo weißer Spargel; 16 Blatt Gelatine; Salz, Pfeffer, Butter, Honig, Tomaten.
Den Spargel schälen und in einem gut gewürzten Fond mit etwas Weißbrot kochen, bis er schön weich ist; dann abschrecken: Die Gelatine in einem Liter – eventuell mit Essig nachgewürztem - Fond auflösen. In eine Form füllen. Man kann zur Spargelsulz auch Tomaten, Gemüse und Kräuter geben. Die abgefüllte Sulz kaltstellen und später mit einer Essig-Öl-Marinade servieren.
Gegrillter Seeteufel auf Pestonudeln und Spinatroulade: 600 Gramm geputzte Seeteufelfilets; Meersalz, Pfeffer, Zitronensaft, Olivenöl; Basilikum; Knoblauch; Pinienkerne; Spaghetti.
Den Seeteufel mit Salz, Pfeffer und Zitrone würzen und im Olivenöl scharf anbraten. In einem auf 200 Grad vorgeheizten Rohr zehn Minuten lang lassen.

Basilikum, Knoblauch, Olivenöl und Pinienkerne fürs Pesto marinieren und mit den gekochten Nudeln abschmecken.
Topfensoufflée mit Früchteconfit und Sorbet: 500 Gramm Topfen; fünf Eidotter; 30 Gramm Zucker; 250 Gramm Sauerrahm; 60 Gramm Maizena; 120 Gramm Milch; 170 Gramm Eiweiß; 40 Gramm Zucker; Vanille, Zitrone.
Den Topfen mit allen Zutaten außer dem Eiweiß verrühren. Das Eiweiß erst in letzter Minute in die gerührte Masse geben. Dann in die gebutterte Form füllen. Bei 200 Grad ungefähr 20 Minuten im Backofen.

An das Abendessen schließt sich ein gemütlicher Ausklang der Woche an. Wein ist erlaubt, auch Kaffee. Aber Toni Mathis warnt mit folgendem Hinweis: "Morgen um dreiviertel sieben ist Wecken. Dann gehen wir ein letztes Mal zum Joggen. Und wer es heute mit dem Gifteln übertreibt, wird es morgen büßen.“

Werner sieht Land

Na bitte, es geht doch – an seinem letzten Tag muß ein dicker Kerl zähneknirschend eingestehen, daß die Woche Gesund-Leben angeschlagen hat.

Fr

Sogar reden kann er während der Rennerei. Naja, Rennerei ist vielleicht ein bißchen übertrieben. Werner bewegt seine 110 Kilo im gemäßigten Jogging-Tempo durch den Wald. Aber alle Achtung, selbst die steile Rampe nach den Tennisplätzen hat er im Schnellschritt genommen. Nun läuft er in der Mitte des Feldes und hat noch genügend Reserven für eine kleine Plauderei.

Gar so garstig ist die Woche dann doch nicht gewesen. Hat ja nicht geschadet, so ganz ohne Alkohol und Koffein und Fleisch. „Das ist auch mal eine Herausforderung für meinen Körper“, schnauft Werner. „Eigentlich wollte ich mich ja immer anständig behandeln – aber jetzt habe ich halt mal eine Woche den Sauhund gegen mich rausgelassen.“

Er mag sich eben nicht kasteien. Das tut er lieber mit Anderen. Er hat im heimischen Lienz einen Wettbewerb ins Leben gerufen, der unter den Extrem-Sportlern als „ganz harte Nummer“ gehandelt wird. Da müssen die Teilnehmer auf einen Zweitausender rennen, sich über die Felswand an einem Gleitschirm zu Tal stürzen, im Kajak durch die reißende Drau paddeln und sich abschließend mit dem Mountain Bike haarsträubend steile Forstwege bergan quälen und eine angsteinflößende Abfahrtspiste hinunter rasen. „Dolomiten Mann“ heißt die Veranstaltung, Frauen sind nicht zugelassen bei diesem Macho-Meeting. Am Wettkampftag lehnt der Werner genüßlich an der Bar im Zielgelände und sieht zu, wie erschöpfte Leistungssportler ihr Letztes geben. Wenn ihn einer fragt, ob er nie dran gedacht hätte, selbst mal mitzumachen, dann lacht er und sagt, er ist ja nicht deppert. Der wahre Genießer tut alles, um zu vermeiden, daß er sich zu arg schindet.

So war er schon immer. Was für ein wahnsinnig talentierter Rennläufer war er in seiner aktiven Zeit! Der „Grizzly“ mit seinem

Gefühl fürs Fahren, Gleiten, Hasardieren, Tempobolzen machte den Konkurrenten Angst. Er hat keinen Schiß gehabt und immer Gas gegeben. Er hat die Geschwindigkeit genossen, ist an seine Grenzen gegangen. Nur plagen wollte er sich nie so recht. Im Konditionstraining hat er sich in die letzte Reihe verdrückt und gern mal eine Übung geschwänzt. Er wollte das nicht.

Ein toller Athlet ist er gewesen – oft gut gelaunt, immer fair, ein Österreicher-Held neben dem legendären Franz Klammer. Aber er ist auch ein ärgerlicher Athlet für seine Trainer gewesen – gschlampertes Genie, oft mit Konditionsmängeln, nicht übermäßig diszipliniert. „Weltmeister der Zwischenzeiten" haben sie ihn genannt, weil er nach zwei Dritteln der Rennen oft noch führte, aber regelmäßig auf dem unteren Teil der Strecke die Spitze wegen der nachlassenden Kraft abgeben mußte.

Ein anderes Leben ist das gewesen, hat er vor ein paar Tagen gesagt. Damals mußte er als Sportler noch den Spagat hinkriegen: Obwohl er der Kraft und Ausdauerbolzerei nichts abgewinnen konnte, mußte er sich dazu zwingen. Ein Minimum an Bereitschaft mußte schon sein. Also hat er an sich gearbeitet. „Nicht gern – zu sehr wollte ich meinen Astralleib durch den Sport nicht verschandeln."

Nach der Karriere hat er die Sportschuhe in die Ecke gefeuert und es sich im Leben gemütlich gemacht. Werner, der Genußmensch, verwöhnte sich – ein moderner Gargantua. Was scherte es ihn, daß die Waage ächzte und daß ihn beim Treppensteigen in den ersten Stock die Schweratmigkeit plagte? Er schulte um zum Connaisseur erstklassiger Weine und zum gerngesehenen Gast in noblen Lokalen. Werner, massiv und stattlich, hält ganze Gesellschaften bei Laune. Er hat seine Moto Guzzi, seine Spezl, seine Unterhaltlichkeiten – was will er mehr?

„Vielleicht habe ich es zu sehr schleifen lassen.“, meint er, während er sich nach der ersten Gymnastik auf den Weiterweg macht. „Eigentlich habe ich alle Systeme in mir auf Null runtergefahren und mir nichts dabei gedacht.“

Vielleicht hatte er auch in den letzten Jahren ein wenig Angst vor der Konfrontation mit seinem runtergewirtschafteten Körper. Bis ihn der Toni nach Ischgl einlud und ihm sagte, das sei eine der letzte Chancen. Ein wenig hat der Werner gelacht dazu, aber gekommen ist er doch.

Nein, er tut sich immer noch nicht leicht mit dem Laufen. Wie sollte er auch? Schwer und flach patschen die Schuhe auf den Waldweg. Werner richtet die Augen auf einen imaginären Punkt drei Meter vor sich. Trotz der kühlen Morgenluft steht ihm jetzt, nach knapp 200 Minuten schneller Bewegung, dünner Schweiß auf der Stirn. Die Haut unter dem Fünftagebart ist stark durchblutet. In Werners Augen ist leichte Anstrengung zu erkennen.

Aber noch immer ist er in der Lage zu reden. „Sicher, das strengt an. Aber ich wundere mich, wie schnell sich der Körper daran gewöhnt. Von Tag zu Tag habe ich meine Fortschritte gespürt. Es war, als ob in mir etwas verschüttet gewesen wäre und ich es nur freilegen mußte. Ein bißchen, wie wenn einer zehn Jahre nicht mehr Rad gefahren ist und sich dann wieder auf den Bock setzt. Der kann es auch sofort.“

Mathis hat sich zu der kleinen Gruppe der Nachzügler gesellt. „Der Werner“, meint er, „hat so lange mit seinem Körper arbeiten müssen, daß der alle wichtigen Daten gespeichert hat. Auch wenn das System jetzt abgestellt war, sind die Informationen noch da. Der Werner ist ein Paradebeispiel für jemanden, der wieder zur Mitte hingeführt werden muß.“

Ein bißchen Mitte ist ja ganz nett, ächzt der Werner, aber zuviel muß es dann auch nicht sein.

„Fühlst du dich nicht besser?"

„Wenn ich ehrlich bin?"

„Wennst ehrlich bist!"

„Eh klar, mir ist es schon schlechter gegangen. Ich habe auch gedacht, daß mich das Ganze hier viel mehr schlauchen würde. Die ersten zwei Tage sind schlimm gewesen. Da habe ich es im Kreuz und in den Knieen gehabt. Abends bin ich ins Bett und hab' gewußt, daß ich am nächsten Morgen keinen Zucker tun kann; aber komisch – ich bin dann doch in der Früh' auf. Und die Schmerzen sind fast weg. Was glaubst, wie toll das erst sein wird, wenn ich wieder einen Schluck Roten trink'."

Mathis grinst. Natürlich können Freunde wie der Werner nicht anstandslos zugeben, wie sehr ihnen das gesunde Leben gefehlt hat. Und natürlich werden auch die meisten wieder peu à peu ihren alten Unsitten verfallen.

Doch bei einigen wird nach jeder Gesundheitswoche ein kleines bißchen mehr an Erkenntnis hängenbleiben. Sie müssen sich ja nicht strikt an jede der Regeln halten, die sie lernen. Das predigen Marietta und er ja andauernd: Zur Askese ist das Leben viel zu schön. „Natürlich", sagt er in Richtung des schwer joggenden Werner, „sollst du deinen Roten haben und du sollst ihn genießen. Du mußt Freude an dir und deiner Umwelt haben – sonst nützt dir deine ganze Gesundheit nichts. Aber wichtig ist, daß du immer wieder daran denkst, daß dein Körper dir eine Menge verzeiht – doch eines Tags ist Schluß, und es tut den großen Knall. Deswegen ist es doch nur klug, ein bißchen sorgfältig und aufmerksam mit dir selber umzugehen."

Umkehrpunkt. Ist das nicht schön, fragt Mathis, so in den Morgen hineinzulaufen. Der Kopf ist leicht, man fühlt sich nicht wie unter einer großen Glocke und hat Schwierigkeiten, sich selbst anzuschieben. Ein bißchen Schwitzen, ein bißchen erhöhter Puls, Sauerstoff bis tief in die Brust hinein.

Doch-doch, das hat was. Auch Werner enthält sich an dieser Stelle jedes sarkastischen Kommentars. Eigentlich, weiß er, hat der Toni ja recht. Aber was würde das für ein Bild machen, wenn der Werner nach gerade mal fünf Tagen in die Ecke der Gesundheitsapostel umschwenken würde? Nein, zum Heiligen wird er nicht konvertieren, sapperment.

Auch wenn er befriedigt feststellt, daß er sich wieder bücken kann ohne gleich aus dem Gefüge zu geraten. Nach fünf Tagen ist die alte Geschmeidigkeit rudimentär zurückgekehrt. Beinahe durchgedrückt sind seine Knie, als er während der Gymnastik die Fußgelenke mit den Händen umgreift. Geschlagene zwei Sekunden hält er sich in der Waage, als er bei einer Dehnübung die Ferse mit den Händen zum Po hochzieht. Kein Vergleich zum Wochenbeginn; da schunkelte Werner wie ein Spätheimkehrer vom Oktoberfest.

Sie haben sich ordentlich gemacht. Fast alle. Toni Mathis mustert seine Leute aus den Augenwinkeln. Wieder mal kann er ziemlich zufrieden sein. Optimistische Menschen turnen nach seinen Anweisungen und haben augenscheinlich Lust an der Körperarbeit auf nüchternen Magen. Nur Stefanie...

Toni ärgert sich, daß er bei dem Mädchen nicht mehr erreicht hat. Natürlich spürt Stefanie Schmerzen, natürlich hat sie Angst vor dem, was in ihrem Rücken passiert. Aber sie ist auch so unnahbar gewesen in den vergangenen fünf Tagen. Kaum hatte er einmal einen Ansatz zum Gespräch, zur Zusammenarbeit, gefunden, und sie öffnete sich ein bißchen – da bekam sie auch schon wieder Bammel vor der eigenen Courage. ‚Ihr Problem ist nicht nur der Rücken', sagt sich Toni Mathis, während er beobachtet, wie sie ihre Gymnastik macht. Mal – da meint sie, niemand sähe ihr zu – bewegt sie sich fast natürlich. Dann wieder verkrampft sie, das Turnen wird für sie zur Quälerei. ‚Das Mädchen braucht mehr als eine Woche. Sie müßte jetzt konsequent mit dem konfrontiert werden, was ihr Körper kann und was nicht. Sie müßte ihre Wehleidigkeit ablegen. Lernen, daß sie selbst und nicht die anderen dafür verantwortlich sind, ob sie es schafft oder nicht. Aber sie ist noch nicht soweit. Vielleicht wird sie es nie sein.'

(Was er nicht ahnen kann: Ein paar Monate später werden seine Frau und er einen Brief bekommen, in dem sich Stefanie für die schönen Tage in Ischgl bedankt. Sie habe erst in der Zeit danach über all das nachdenken können, was Toni zu ihr gesagt habe – und er habe ja so recht; man müsse das Leben zuversichtlich angehen; und wenn man etwas für sich erreichen wolle, dann müsse man das auch selbst in die Hand nehmen. Seit sie das begriffen habe, kriege sie auch die Probleme mit dem Rücken immer besser auf die Reihe.)

Stefanie ist gottlob ein Einzelfall in der Gruppe. Mit dem Rest ist der Meister zufrieden, und die Leute sind's auch. Wie ein Junger bewegt sich Wolfgang. Monatelang könnte er so weitermachen, trötet er in den diesigen Morgen. Wendet sein Gesicht gen Osten und sagt, wenn man sich ganz doll vorstelle, daß da oben die Sonne sei, dann könne man ihren wärmenden Strahl auch spüren – bis tief ins Herz hinein. Dazu verklären sich seine Züge, und wieder mal weiß niemand so recht, ob der Wolfgang gerade bloß ein wenig Jux macht oder ob es ihm ernst ist mit seiner Naturtümelei.

Franz und seine Frau halten sich wie immer im Hintergrund; turnen mit Freude. Franz hat trotz des mäßigen Wetters ein wenig Farbe bekommen. Wenn ihn jetzt die Ärzte sehen könnten, die ihm zu strengster Schonung geraten hatten, würden sie vermutlich ihren Augen nicht trauen. Der Mann bewegt sich in unangestrengter Selbstverständlichkeit – ein wenig verhalten zwar, denn er weiß, daß seine Frau und der Toni sofort eingreifen würden, wenn er es übertriebe. Aber er bewegt sich. Macht Frühsport, absolviert die Übungen im Schwimmbad, frühstückt mit bestem Appetit, ist bei jeder Wanderung, bei jeder anderen Aktivität dabei. Fühlt sich frisch und ziemlich unbesorgt. Er hat zu lernen begonnen, wie er mit dem labilen Herzen in seinem Brustkorb umgehen muß.

Die Truppe setzt sich wieder in Bewegung. Heim ins Hotel, denken sie alle, bereiten sich auf die Wasser-Exerzitien mit Conny vor. Der hat in den vergangenen Tagen das Pensum ständig ein wenig gesteigert – hat auch den Müßigen unter ihnen ordentlich Dampf gemacht. Sie mögen sich gar nicht vorstellen, was der Mensch für ein Schleifer sein muß, wenn er die Eishockeyprofis in Feldkirch in der Mache hat! Nun gut, noch einmal Conny, und dann haben alle diesen Kraftakt auch geschafft.

Wobei, zur Ehrenrettung des „Schleifers", gesagt werden muß: Sein 25-Minuten-Programm schlaucht schon. Während der letzten zehn Minuten zumal, haben die Frauen und Männer im Pool das Gefühl, sie würden nun ihre Leistungsgrenze überschreiten. Das könne nicht gut sein, was gerade von ihnen abverlangt werde. „ANFER-SEN! Hoch mit den Füßen bis zum Arsch. Ein bißchen schneller, wenn ich bitten darf. Noch 20 Sekunden. 15. Zehn. Neun. Acht. Sieben. Sechs. Fünf. Vier. Drei. Zwei. Eins. Kurz lockern. Und bereitmachen für die vorletzte Übung. Auch du, Wernerle.

Jetzt wird nochmal der Straps pfeifen. Jeder gibt sein Letztes, daß das klar ist. JOG-GEN! Mehr Power, wenn ich bitten darf...

Der Atem jagt flach und kurz. Nun fordert Conny die Leute auf, sich mit den Händen am Beckenrand festzuhalten, den Körper langzumachen und mit den Beinen zu kraulen. Das Wasser soll gefälligst kochen, wie bei der Fütterung von Raubfischen. „Ein letztes Mal anstrengen. Noch 20 Sekunden, dann habt Ihr's hinter Euch. Das muß jetzt wehtun, sonst fangen wir von vorn an. KRAU-LEN, KRAU-LEN. Schneller! Schneller, sag' ich."

Fr

Nein, keiner drückt sich. Es ist, als ob jeder eine seltsame Lust an der Plackerei gefunden hätte. Zwei Hotelgäste schlendern in die Schwimmhalle und betrachten kopfschüttelnd das Spektakel: knapp zwei Dutzend Menschen, die sich am frühen Morgen kollektiv schinden – solange bis der Kommißkopf am Beckenrand von 20 auf Null heruntergezählt hat. Dann lassen die Menschen im Pool die Beine hängen, ringen japsend nach Luft und scheinen richtiggehend glücklich zu sein.

Was die beiden Gäste nicht wissen: So hart das Training mit Conny auch ist, so schön ist es, wenn schon in der Minute nach der Anstrengung der Schmerz nachläßt. Eben noch hatte Werner das Gefühl, er könne keinen einzigen Kraulschlag mehr tun, und hat dann doch noch eine Viertelminute durchgehalten; und jetzt paddelt er durchs Wasser und spürt, wie eine Energie durch seinen Körper flutet, die er schon vergessen hatte.

Zufrieden betrachtet Conny die Gruppe. Da können die Wissenschaftler noch so viele gescheite Aufsätze schreiben, am überzeugendsten ist doch das wahre Leben. Es gibt viele gelehrte Theorien über Beanspruchung und Regeneration und das gesunde Wechselspiel zwischen beiden. Aber wozu theoretisch werden? Der Werner würde vom Lesen auch kein Jota gesünder leben. Aber in diesen fünf Tagen haben er und die Anderen entdeckt, wie der Körper eine fürsorgliche Behandlung mit gutem Gefühl belohnt.

Ab in die Sauna. Werner läßt sich mit einem behaglichen Seufzer auf die oberste Bank aus heller Kiefer sinken. „Das ist wie wennst mit einem feschen Weiberl..." deutet einer an. Werner grient und nickt. Er hat alles hinter sich, verkündet er. Noch einmal Molke zum Frühstück, dann muß er los. Geschäfte in Innsbruck. „Geschäfte!" echoen ein paar und wiehern los. Okay, okay, er kennt da ein Restaurant, da gibt es prima Lamm. In der Kräuterkruste, mit einem röschen Gratin aus pommes de terres dauphinois, Bohnen im Speckmantel. Dazu ein premier cru aus dem Burgund, hernach ein Cognac zum Ausschwenken...

Unterschiedliche Reaktionen bei den Mitschwitzern. Mit Grausen wenden sich die Einen: Ja, ist denn der Werner vom Hahn gehackt, daß er nach so einer gesunden Woche schon wieder gleich abtauchen will ins versiffte Leben? Das könnten sie sich nun überhaupt nicht vorstellen. So lange wie möglich, haben sie sich vorgenommen, wollen sie in den Spuren des Toni Mathis wandeln. Es ist doch gar nicht so schwer, sich ein wenig am Riemen zu reißen...

Die Anderen haben bei Werners Aufzählungen sinnlicher Genüsse einen sehnsüchtigen Schmelz im Blick bekommen. Warum, bitteschön, haben sie sich nach einer Woche der Entbehrungen nicht ein kleines Bonbon verdient? Ein üppiges Dinner, ein Schluck Wein, der Kaffee am Morgen – das müßte doch drin sein?

Und so bereitet sich ein jeder auf die Zeit nach der Fitneßwoche vor.

Es ist halb zehn. Die Teilnehmer treffen sich in der zirbelgetäfelten Stube des „Trofana Royal" zum Frühstück. Zwanglos geht es zu. Keine feste Tischordnung. Die Menschen, geduscht und frischgesichtig, haben eine Menge zu bereden. Sie sprechen über ihren Beruf zuhause, über ihre Familien, tauschen Adressen aus, lassen Visitenkarten über den Tisch rutschen. Einer meint, daß die Molke so übel eigentlich gar nicht sei. Ein Anderer hält dagegen, daß sich so etwas am letzten Tage leicht behaupten ließe.

Werner unterhält seinen Tisch mit Anekdoten aus der Zeit, als er noch der Weltmeister der Zwischenzeiten war. Da konnte es schon mal passieren, daß er mit den Leuten vom Fernsehen die Nacht vor dem Rennen zum Tag gemacht hat – und am nächsten Morgen ist er die Streif oder die Lauberhornabfahrt runtergeholzt, daß es einem angst und bange werden konnte.

Fesch mußte er's haben, erzählt er. Was hat einer davon, immer Erster zu werden, wenn er seine Triumphe vor lauter Arbeit, Ehrgeiz und Training gar nicht auskosten kann? Das konnte dem Werner zeitlebens nicht passieren.

Er hebt das Wasserglas und prostet Conny, dem Schleifer, zu. Auf daß der weiterhin soviel Freude haben möge am Quälen fremder Menschen. Er trinkt ein Schluckerl auf Toni, den verreckten Hund mit seiner gesunden Philosophie. Auf daß der so weitermache und viele Schnitzel ungegessen lasse. Um die würde er, der Werner, sich dann höchstselbst kümmern.

Naja, nicht so schlimm gemeint. Eigentlich hat Werner die Woche genossen. Nur zugeben darf er das nicht. In den fünf Tagen hat er den Eindruck eines Menschen gemacht, der sich von einem mächtigen Kater erholt. Zuerst wie betäubt durch die Anforderungen. Dann die rauschhafte Lust an der eigenen Entgiftung genossen. Und schließlich dieser kaum verhohlene Stolz, es durchgehalten zu haben. Nicht aufgegeben. Das Ziel erreicht.

Mit Sicherheit – aber auch darüber redet einer wie der Werner nicht – hat er seine Tiefs durchgemacht. Sein Körper hat ihm erstmal die jahrelange Vernachlässigung heimgezahlt. Das ist bei allen so. Jahrelang hat der Mensch seine wirklichen Empfindungen betäubt, übertüncht, ignoriert. In den ersten Tagen der Gesundheitswoche nimmt er das Unbehagen am eigenen Leib wieder wahr. Er wird sich bewußt, wie sehr er abgebaut hat, wie er schon zum „Hautsack“ degeneriert ist. Bei den meisten kommt diese Erkenntnis in den ersten zwei Tagen, und sie brauchen zwei weitere Tage, um zu erkennen, daß sie es selbst in der Hand haben, wieder auf den richtigen Weg zurückzufinden.

Daß Werner die Kurve gekriegt hat, ist wohl nur auf seine Vergangenheit als Leistungssportler zurückzuführen. Wie sagt Toni Mathis? „Etwas ist in seinem Körper gespeichert.“ Informationen darüber, was ihm am besten tut. Ein Basiswissen, wie er sich an die Kandarre nimmt. Und – auch wenn er sich darüber lustig machen möchte – der Wille, ein bißchen gesünder zu leben als bislang.

Er hat sich rasiert; das weiße Hemd ist maßgeschneidert, nur die Designer-Jeans sitzen ein wenig locker auf den Hüften. Werner sieht glänzend aus. Frisch, rosig, massig, übers ganze Gesicht strahlend. Er klimpert mit den Wagenschlüsseln. Jetzt heißt es Abschied nehmen, röhrt er durch den Raum. Ach, wie er es bedauert, daß er heute mittag nicht am köstlichen Vegetariermahl teilnehmen kann. Aus dem Hintergrund ruft einer, man wisse, daß die „Geschäfte“ rufen. Lachen. „Also dann, servus alle miteinand‘, man sieht sich“, sagt Werner und ist weg.

„Einen Anfang hat er gemacht“, meint Toni Mathis. „Das könnte sich gut ausgehen für ihn. Die Frage ist jetzt, ob er die Chance begreift. Aber da ist er allein. Wie jeder andere auch. Verantwortlich ist jeder nur für sich. Das nimmt einem niemand ab.“

Revision

Fünfzig und kein bißchen leise.

Fr

Oschersleben, am 10. April 1998. Die besten GT Tourenwagenfahrer der Welt hasardieren durchs neue Motodrom. Eine schöne Anlage ist das. Wird den eher im Abseits gelegenen Winkel der ehemaligen DDR beleben. Jedenfalls hoffen das die Investoren, die sich mit Millionen-Einsätzen an dem Projekt im Niemandsland zwischen Magdeburg und Leipzig beteiligen. An diesem Wochenende ist großes Stelldichein der Meisterklasse. Wer was gilt in der Branche, muß dabei sein.

Geschäftiges Treiben in der Boxengasse. Mechaniker schrauben, tüfteln, werten Computerdiagramme aus. Reifen werden gewechselt, Zwischenzeiten analysiert. In den VIP-Zelten wird schon am Vormittag Schampus kredenzt, die Damen und Herren geben sich relaxed.

Rennfahrer haben sich zurückgezogen, konzentrieren sich. Bei Mercedes steht manchmal einer auf und verdrückt sich nach hinten. Steigt in einen großen silberfarbenen Bus, macht sich auf der Liege lang und wartet auf Toni.

Der entert schwungvoll den Bus und gibt ihm die Hilfe, die er gerade braucht. Eine letzte kurze Massage. Ein Gespräch unter vier Augen. Eine schnelle Behandlung mit der Akupunkturnadel. Das alles dauert nicht sehr lange – abends wird man sich ausgiebig Zeit nehmen.

„Danke“ sagt der Fahrer und klemmt sich den Helm unter die Achseln. Ist schon fast draußen, als er sich nochmal umdreht. „Das finde ich überhaupt Klasse, daß du heute hier bist.“

„Wieso?“

„Naja, wo du doch Geburtstag hast. Noch dazu den Fünfzigsten.“

„Das ist doch kein Grund wegzubleiben.“

„Du könntest schön bei der Familie sein und feiern. An seinem Fünfzigsten muß man nicht unbedingt arbeiten."

„Die Familie versteht das. Und außerdem mache ich nach den Rennen erstmal eine Woche Urlaub mit Marietta. Da ist dann genug Zeit zum Nachdenken."

„Naja, für uns ist es auf alle Fälle in Ordnung so." Die Bustür fällt hinter dem jungen Mann ins Schloß. Von draußen ist das gedämpfte Brüllen der Motoren zu hören, das Stimmengewirr aus den Zuschauergassen, das Quengeln des Lautsprechers. Toni Mathis bleibt noch einen Augenblick still sitzen. Fünfzigster Geburtstag. Ein Fax ist von der Familie gekommen – da ist in ihm kurz das Heimweh aufgestiegen. Aber er hat sich gesagt, daß alles schon seine Richtigkeit hat, wie es ist. Er hat hier seinen Job – der geht vor.

Und doch – natürlich ist das so – spürt er den Hang zur Besinnlichkeit. Ist er zufrieden? War alles richtig bislang? Ist alles in guten Bahnen?

Wenn du bewußt lebst, kommen mit den Jahren so viele Erkenntnisse zusammen. Eine der wichtigsten Regeln für mich ist geworden, daß ich selber Demut empfinde. Ab dem Moment, in dem die Leute bescheiden werden, leben sie auch gesünder. Das ist ja nicht mehr selbstverständlich in unserer Gesellschaft. Wo die Kinder als Fastfood-Kids aufwachsen. Wo Drogen zum Spiel des Lebens gehören. Wo es nur darum geht, möglichst viele Dollars von einer Seite auf die andere zu schaffen. Gewalt in der Familie und auf den Schulhöfen. Einsame Menschen in den Altersheimen. In den Krankenhäusern Sterbezimmer voller Würdelosigkeit.

Auf der Jagd nach Erfolg passen sich die Menschen dem Schnell-Leben an. Vom Kampf ums Überleben, ums Besser-Sein und Mehr-Haben werden sie aufgefressen. Sie tun wie die Hamster im Radl.

Die Machtgelüste machen sie krank, die Ruhelosigkeit höhlt sie aus. Nur das Äußere zählt, aber innendrin sind die Menschen verhungert. Und sie sind grauslig allein; aber sie merken gar nicht, daß sie schon am Rand eines gähnenden Lochs stehen.

Ihnen will ich eine Brücke bauen. Wenn sie zu einer gewissen Bescheidenheit zurückfinden, werden sie auch wieder besser mit sich und der Umwelt zurechtkommen. Bescheidenheit – das gilt für alle Bereiche. Nicht die Menge des Essens zum Beispiel ist wichtig, sondern die Qualität.

Wenn ich das weiß und wenn ich mein Leben danach ausrichte, werde ich auch in Würde älter werden. Ich erkenne die Grenzen meines Körpers, akzeptiere sie und gehe damit richtig um. Ich muß keiner Jugend nachtrauern, die ich nicht gehabt habe. Ich habe ja immer gut gelebt und lebe auch jetzt intensiv. In den Spiegel schauen und mit seinen Falten glücklich sein; nicht mehr mit 25jährigen in den Wettbewerb gehen – das muß doch zu schaffen sein.

Mit Sicherheit ist es machbar. Ich habe schon erlebt, daß sich völlig „abgedriftete" Typen noch von den alten Dingen lösen konnten. Sie haben nach und nach auf den Porsche, die schicke junge Freundin, die vielen kleinen und großen Angebereien verzichtet. Haben sich wieder auf sich selbst besonnen. Sie haben sich wieder auf Werte besonnen, die bleiben. Und sie machten die Erfahrung, daß sie mit jedem Verzicht ein bißchen reicher wurden. Plötzlich konnten sie sich sogar wieder auf echte Freunde verlassen. Und wenn sie sich fragten, warum das so war, fanden sie auch die Antwort: Jahrelang hatten sie nur genommen und nichts gegeben. Für ordentliche Menschen waren sie einfach kein Umgang gewesen.

Nein, er spürt kein Nachholbedürfnis. Hat auch nicht das Gefühl, Wichtiges verpaßt zu haben. Im Nachhinein hatten auch die Rückschläge ihren Sinn. Die Verletzungen, die Anfeindungen, haben Toni Mathis nur robuster gemacht. Wie sagt er: „Erkenne Deine Schwächen und werde stark."

Und er war immer darauf bedacht, offen für Neues zu sein. Als ihn damals Harry Valerien in die Rennszene einführte, wußte Toni Mathis nicht, was ihn erwarten würde. Autorennen – war das denn ein Sport, wie er ihn liebte? Hatte das, was der ehemalige Weltmeister Niki Lauda mit „dauernd im Kreis rumfahren" verspottete, überhaupt etwas mit ihm zu schaffen? Wo war der körperliche Einsatz der Stars? Wo konnte ein Mathis ihnen helfen?

Fr

Damals erfuhr er sehr schnell, wie gut ihn die Piloten brauchen konnten. Es war an dem Abend, als sich Hanni Wenzel mit einer großen Fete aus dem aktiven Skisport zurückzog. Unter den Gästen war auch ein Keke Rosberg, Rennfahrer mit einem Walroß-Schnäuzer. Der klagte darüber, daß er seinem Beruf nicht mehr lustvoll nachgehen konnte. Bestialische Schmerzen hatte er bei langen Rennen. Jeder Bremsvorgang, jedes Gasgeben ließ ihn aufjaulen. Nach einer halben Stunde quälten Wadenkrämpfe den Finnen. Ärzte widmeten sich dem Phänomen, Masseure kneteten die Beine durch. Ohne Erfolg. Im nächsten Rennen waren die Beschwerden wieder da.

„Das kann kein Problem sein", sagte Mathis. „Ich kann mir schon vorstellen, wo die Ursachen liegen: Durch eine ständige Fehlhaltung des Fußes beim Gasgeben und Bremsen hat sich die Muskulatur in den Waden und Oberschenkeln verkürzt." Dadurch, daß diese Partien nie entspannt seien, sei eine permanente Ermüdung und Überbelastung aufgetreten. Und wenn man die nicht löse, habe Rosberg auch keine Chance auf Schmerzlinderung. Der Finne blickte Toni Mathis ungläubig an: „Weißt du, was ich glaube? Du bist ein Dampfplauderer."

Harry Valerien, ein bekannter Fernsehmoderator aus Deutschland, mischte sich ein. Daß der Toni ein Sprücheklopfer sei, könne man nun wirklich nicht behaupten. Er selbst habe es erlebt, was für eine wunderbare Wirkung eine Behandlung in Feldkirch habe. Keke solle es doch einmal versuchen.

Rosberg mag Valerien. Und er vertraut auf dessen Urteil. Okay, meinte er, schaden könne es ja wohl nicht.

Zwei Behandlungen, und der Schmerz war weg.

Das war die Zeit, in der ich reif für die Fitneßwoche war. Alles hat sich eher zufällig ergeben. Ich bin schließlich kein Tüftler, der sich etwas lange ausdenkt und dann große Pläne macht. Ich muß in der Praxis erleben, ob eine Sache gut für die Anderen und für mich ist. Bücher sind schon in Ordnung – wenn ich ein gutes in die Hände bekomme, lese ich es so lange, bis ich verstanden habe, worum es geht. Aber das wichtigste Wissen kommt aus dem Leben selbst.

Ich habe also vor fast 20 Jahren den damaligen Vizekanzler Androsch behandelt. Der fühlte sich müde, ausgebrannt. Ein paar Massagen und Anwendungen wollte er haben. Das sollte dann auch reichen.

Wir trafen uns während seiner Sommerfrische in Lech am Arlberg. Ich massierte ihn und unternahm das Übliche. Aber als ich so über den Mann nachdachte, ging mir auf, daß diese Behandlung nicht ausreichen konnte. Ich mußte ihm mehr geben. Bewegen mußte er sich, aus seinem gewohnten Trott ganz ausbrechen. Er sollte nicht mehr ganztägig für jeden Dienstvorgang abrufbar sein. Mußte sich auf sich allein besinnen. Wir machten weite Wanderungen. Wir joggten vor dem Frühstück. Die Ernährung wurde aufs Ursprüngliche, Natürliche reduziert.

Nach fünf Tagen schon konnte man den Erfolg sehen. Der Politiker war wieder optimistisch, voller Tatendrang. Er wirkte wie einer, der nach einem langen gesunden Schlaf aufgewacht ist, eine kalte Dusche genommen hat und nach einem tollen Frühstück sagt: „Fein, Freunde, laßt uns losgehen. Welche Bäume sollen wir umschmeißen?"

Seither hat sich nichts Wesentliches mehr an den Gesundheitswochen geändert. Die Methode ist so einfach. Es ist nur so, daß die Leute soviel verlernt haben. Also muß sie einer an die Hand nehmen und ihnen den Weg zum besseren Leben zeigen. Das mache ich. Mehr kann ich aber dann nicht mehr tun. Gehen müssen sie schon selbst. Und was mich immer wieder neu fasziniert: Das Rezept wirkt. Ganz gleich, ob ich es älteren Menschen „verschreibe", Managern im besten Mannesalter oder eben Leistungssportlern wie den besten Autofahrern der Welt.

Fr

In der Rennbranche spricht es sich schnell herum, wenn einer was kann. Gerade Physiotherapeuten, die mit den Fahrern gut umgehen können, sind gesuchte Leute. So kam es, daß Mathis seit der Behandlung des Finnen Rosberg dutzende von jungen und erfahrenen Piloten fit gemacht hat. Er brachte sie vor der neuen Saison in Form; er half ihnen, Verletzungen auszukurieren; er setzte sich mit ihnen zusammen, wenn sie in einem „mentalen Loch" steckten; er stand kurz vor dem Start noch neben den Autos und stach den Fahrern mit der Nadel in die Hand – und ihnen sprang augenblicklich der Schweiß auf die Stirn; wieder hatte er den Punkt getroffen, der ihre Nerven und ihren Körper „zündete"; nun waren sie bereit fürs Rennen; nun stimmte die Mischung zwischen Aggressivität und Dosierung des Risikos.

An seinem 50sten Geburtstag schlendert Toni Mathis durch die Boxengassen von Oschersleben und ist ein Teil der Szene. Da kommt der Guru, denken sich die Einen. Das ist der Typ, der mich damals so sensationell auf die Beine gestellt hat, erzählen Andere. Die älteren Rennfahrer-Kumpel klopfen ihm auf die Schultern, die jüngeren aus dem Mercedes-Team holen sich Ratschläge, die man von einer Vaterfigur erwartet.

Abends sitzt er mit seiner Familie – Marietta, Nicole und Tino haben ihn mit dem Besuch überrascht – und ein paar Freunden von AMG-Mercedes beim guten Abendessen. Toni ist happy: Platz eins, zwei und drei für Mercedes in Oschersleben; in Argentinien ist Alexander Wurz, der Freund und Schützling von Toni beim Formel-1-Rennen Vierter geworden. Was für ein Geburtstag!

Um elf ist Zapfenstreich. Als er ins Hotelzimmer tritt, steht auf dem Tisch eine superbe Flasche Rotwein, die ihm ein dankbarer Nachwuchspilot besorgt hat.

Mathis ist gerührt. „Ich meine, daß ich es ziemlich gut getroffen habe“, sagt er.

Marietta nickt. Was soll sie auch groß widersprechen?

Aufs „Wie“ kommt es an

Die richtige Einstellung
zum Weg der Mitte – so leicht
und doch so schwer

Fr

„Weißt Du, Toni“, sagte die Frau, „eigentlich ist mein Tag schon verdorben, wenn ich morgens aufstehen muß. Mir fällt alles so schwer, ich kann mich nicht motivieren; ich habe das Gefühl, daß ich mich nur so dahinschleppe. Und das zieht sich dann durch den Tag.“ Gräßlich sei das, sagte sie; sie habe keinen Schimmer, wie man das ändern könne.

Sie war gerade mal 40, hatte zwei Kinder, einen erfolgreichen Mann. Keine Sorgen, könnte man meinen. Nun machte sie bei einer Gesundheitswoche im Montafon mit. Sie war eine von einem Dutzend Teilnehmern, die so lange rumgewurschtelt hatten, bis sie selber zur Überzeugung gekommen waren, daß sie in ihrem Leben etwas ändern mußten.

Viele in diesem und auch in den anderen Kursen klagen darüber, daß sie Schwierigkeiten mit dem fröhlichen Aufstehen haben. Sie bezeichnen sich als „Morgenmuffel“ und glauben, damit sei das Schicksal besiegelt. Morgenstund’ – ungesund. Wer soll sich in aller Frühe schon wohl fühlen?

Dabei ist überhaupt nichts besiegelt. Keiner muß ein Morgenmuffel bleiben – außer, er hat Spaß daran. Doch wer den Tag frisch beginnen will, kann das trainieren.

Nehmen wir mal die Truppe mit unserer unlustigen Dame im Montafon: Denen gab ich in den ersten Tagen gar nicht die Chance, sich im Bett nochmal rumzudrehen und ein letztes Viertelstündchen Schlaf rauszuquetschen. Wenn der Wecker um sechs klingelte, mußten die Leute aus ihrem Luxusbett. Den Kopf unter kaltes Wasser gehalten, in den Trainingsanzug geschlüpft, ein Glas Mineralwasser getrunken und runter in die Hotellobby. Dort warteten schon die Anderen.

Ein Bild des Jammers: Der Schlaf hing ihnen noch im Gesicht, die Augen waren verquollen, die Bewegungen unkontrolliert. Wir verließen das Hotel, trabten los.

Der kurze Lauf weckte auch die Verschlafensten. Die Untrainierten joggten knapp zweitausend Meter, die Sportlicheren drehten eine größere Runde. Alle trafen sich bei einem kleinen Stausee. Es war dreiviertel sieben, im Dorf regte sich das Leben. Und auf der kleinen Wiese vor dem Stausee turnten diese Menschen, die behauptet hatten, sie seien morgens zu nichts zu gebrauchen. Sie machten Liegestützen und Kniebeugen, dehnten, stretchten. Beim rituellen Schattenboxen brüllten sie sich den Urschrei aus dem Leib. Und zum Abschluß stellten sich alle mit dem Gesicht in Richtung des Sonnenaufgangs, schlossen die Augen und überließen sich ganz dem Gefühl von Wärme, das durch sie flutete. Es war, als ob ihre Krafttanks frisch gefüllt würden.

Den Weg zurück zum Hotel liefen alle in hübsch strammem Tempo. Gegen viertel nach sieben war die Gruppe wieder in der Lobby. Was für ein Bild: Die Gesichter rosig; die Augen leuchteten, von geschwollenen Lidern nichts mehr zu sehen. Und die Leute lachten – obwohl es noch lange nicht Zeit fürs Frühstück war.

Zuerst schickte ich sie nämlich noch ins Schwimmbad. Erst eine Stunde später wurde das Frühstücksbüffet geplündert. Und die ehemaligen „Morgenmuffel" erlebten, was für ein Genuß das ist.

Natürlich können wir uns im Alltag solch' einen Luxus nicht leisten. Wir müssen zur Arbeit, es gibt Pflichten im Haushalt. Zeit ist kostbar. Also müssen wir das Programm für den guten Start straffen. Wichtig ist vor allem, daß der Früh-Aufsteher weiß, was sein Körper in der ersten Stunde braucht.

Ein Mensch wird vom Wecker hochgeschreckt. Weiß, daß die letzte Schonfrist um ist. Jetzt muß er raus. Morgentoilette, Duschen, Anziehen, Frühstück, Zähneputzen, ab zur Arbeit!

Was für eine Hektik – auf nüchternen Magen! Das kennen Sie? Selber schuld. Alles könnte viel gemütlicher ablaufen. Warum lassen Sie den Wecker nicht 20 Minuten eher klingeln und nutzen die gewonnene Zeit für sich? Das könnte folgendermaßen aussehen:

Nicht sofort aus dem Bett springen. Erste Dehnübungen und leichtes „Turnen" schieben den Kreislauf an. Räkeln Sie sich, strecken sich vom Zeh bis zum Hals, dann igeln Sie sich wieder ein. Mit den Augen rollen, die Stirn runzeln, die Hände reiben, die Zehen rühren. Erst dann langsam aufstehen. Dabei wird nun die Pulsfrequenz im Regelfall um 20 bis 30 Schläge pro Minute ansteigen. Geben Sie sich die Zeit der Gewöhnung. Nach fünf bis zehn Sekunden wird das Gehirn ausreichend mit Blut versorgt. Sie können jetzt den Tag richtig beginnen.

Gymnastik ist ein Muß. Stellen Sie sich ein Programm Ihrer Wahl zusammen. In gut zehn Minuten können Sie den Kreislauf in Schwung bringen, Kraft und Koordination üben.

Danach geht es unter die Dusche. Mal kalt, mal warm – der gute alte Pfarrer Kneipp hat's vorgemacht. Ordentlich abrubbeln; jetzt ist auch der Letzte hellwach und fit für ein kerniges Frühstück. Sie werden sehen: Wenn Sie solch ein Ritual absolviert haben, wird Ihr Wunsch nicht nach einer Tasse Kaffee stehen, sondern Sie werden zuerst mal ein Glas Mineralwasser trinken wollen.

Versuchen Sie sich auf den Tag zu freuen. Motivieren Sie sich für eine Aufgabe am Arbeitsplatz oder für den Bummel in der Mittagspause. Konzentrieren Sie Ihre Vorfreude auf das Spielen mit den Kids nach Feierabend oder aufs Tennismatch am Abend. Setzen Sie sich kleine Ziele und loben fürs Erreichen kleine Belohnungen aus. Geben Sie sich einen Schubs. Wer mit Rückenwind in den Tag startet, wird auch nicht so leicht von dem Gefühl niedergedrückt werden, er würde sich einfach nur „dahinschleppen“.

Und noch eines: Mit Sicherheit fällt das Aufwachen leichter, wenn es keine Probleme mit dem Schlaf gegeben hat. Finden Sie heraus, wieviel Schlaf Sie brauchen und kultivieren Ihre Zeit im Bett. Beobachten Sie nur, wie gesunder Schlaf auf Babies wirkt. Die fallen abends wie von der Keule gefällt um. Pennen, selig wie satte Säuglinge eben – wenn sie aufwachen, ist es, als ob sie bloß den Anlasser zu drücken bräuchten, und der Motor läuft wieder auf Hochtouren.

Machen Sie es doch genauso. Entdecken Sie das Kind in sich. Killen Sie den Morgenmuffel. Er verdirbt Ihnen bloß den Tag.

Und vor allem: Machen Sie Schluß mit dem Streß!

Streß! Wenn ich das Wort schon höre, könnte ich zum Rumpelstilz werden. Warum macht sich der Mensch das Leben nur so schwer? „Ich bin ja soo gestreßt“, stöhnt er, greift sich an den Kopf und findet sich auch noch toll dabei. Wer Streß hat, ist eine gefragte Person – das ist der unsinnige Umkehrschluß. Hektisch muß das Leben sein, geschäftig. Nur kein Stillstand, nur keine Pause!

Ja, sind wir denn alle deppert geworden? Haben wir unseren gesunden Menschenverstand verloren? Wir brauchen uns doch bloß einmal umzuschauen, dann werden wir schon sehen, was der Streß mit uns anrichtet. Gefühlskrüppel macht er aus uns, das Leben verkürzt er.

Wie das? Nun ja, sehen wir uns doch nur einmal an, was der Streß mit uns anrichtet. Und wir werden gleich erkennen, daß wir es hier im Sinne des Wortes mit einer Herzensangelegenheit zu tun haben:

Ausnahmezustand! Im Körper wird Alarm gegeben. Schweiß kriecht aus den Poren, erregtes Zittern setzt ein. Ist ja wurscht, warum die Ruhe dahin ist – ob man Ärger mit dem Chef hat, Angst vor einer Prüfung oder Lampenfieber vor dem wichtigen 100-Meter-Lauf: der Streß hat einen am Wickel. Das Herz schlägt bis zum Hals.

Alles dreht sich nun ums „Überleben" der anstehenden Gefahr. Zweitrangige Funktionen wie Wachstum oder Immunabwehr werden gedrosselt, alle verfügbare Energie wird auf den existentiellen Vorgang – den Krach mit dem Boß, das Bestehen der Prüfung, den siegreichen Sprint – konzentriert. Das Sympathicus-Nebennierenmark-System schüttet die Hormone Adrenalin und Noradrenalin aus. Zuckerreserven in Leber und Muskeln werden aktiviert. Die Durchblutung läuft über Umleitungen: Magen und Darm kriegen weniger, Skelettmuskeln und Herz mehr Saft.

Gerade die Pumpstation Herz hat jetzt auch eine Mehrversorgung dringend nötig. Der Blutdruck schießt nach oben. Der Puls schnellt in die Höhe.

Im Akkord verfrachtet das Herz Blut in den Kreislauf. Durch die Lungenvene strömte es, mit Sauerstoff angereichert, in den linken Vorhof. Das ist einer von vier hyperaktiven Muskelsäcken, die ein Leben lang durch einen Schrittmacher (Sinusknoten heißt er) gereizt werden, sich daraufhin zusammenziehen und hernach wieder entspannen. Diastole (das Auffüllen) und Systole (das Zusammenziehen) heißen diese Vorgänge. Beim gesunden Menschen mit einem Pulsschlag von 75 Schlägen pro Minute, also 0,8 Sekunden pro Herzschlag, geht das dann so: In einer halben Sekunde entspannt sich die Kammer und füllt sich mit Blut; danach wird – bis auf einen geringen Rest – das Blut in weiteren Umlauf gebracht.

Ist also der linke Vorhof vollgelaufen, bekommt er seinen Impuls und preßt das Blut durch ein Ventil in die nächste Kammer, die linke Herzkammer. Die fackelt nicht lange, zieht sich zusammen...

...und puscht das Blut aus dem Herzen durch die Aorta-Klappe in den Körper. Dort beginnt es seinen langen Fluß durchs Schlagadernetz – bis rauf ins Hirn und runter zu den Zehen, bis zu den Händen, dem Becken, den Nieren. Es macht seinen Weg durchs kapillare System, gibt dabei den Sauerstoff und andere Nährstoffe ab. Es powert sich so richtig aus, bis es im Venennetz landet. Klappen verhindern ein Zurückfließen, durch nachdrückendes „Altblut“ wird der Kreislauf in Schwung gehalten.

Aus Venolen werden die größeren Venen, dann die Venenstämme. Schließlich strömt das Blut durch die Hohlvenen zum Herz. Rein in den rechten Vorhof. Der Muskelsack füllt sich. Der Impuls zwackt. Das Blut wird in die rechte Herzkammer gepreßt. Impuls. Kontraktion. Ab, zur Lunge! Dort gibt’s frischen Sauerstoff. Der Kreislauf beginnt von neuem.

Das Herz: ein Wunderwerk der Mechanik, des Timings, der Mataerialqualität. In der Ausnahmesituation Streß zeigt sich dann in besonderem Maße, welch super-solide Wertarbeit der Mensch in seiner Brust trägt. Dieser komplizierte Apparat Herz läuft und läuft und läuft. Selbst unter schwierigen Umständen.

Ein faustgroßer nimmermüder Kompressor. Die meisten Menschen nehmen das Funktionieren ihres Herzens als Selbstverständlichkeit hin. Sie tun hunderte Dinge, mit denen sie dem Herzen schaden. Und wundern sich nicht mal, daß der Kompressor scheinbar unbeeindruckt seine Pflichten erfüllt. Es wird geraucht und gesoffen; durch träges Leben wird der gesamte Organismus zu einer Dauerbelastung – mit der vor allem das Herz fertig werden muß.

Ohne daß der Mensch die Dramatik mitbekommt, schaukelt sich bei ihm eine brisante Notsituation auf. Er lebt ungesund, er verwandelt sich in die immobile Karrikatur dessen, was ich mit „Hautsack" zu bezeichnen pflege. Die Zipperlein mehren sich. Nicht nur, daß der Mensch 10, 20 Kilo Übergewicht mit sich rumschleppt – bei jedem Schritt, bei jeder Bewegung, selbst im Schlaf. Er malträtiert seine Gelenke, er strapaziert die Sehnen. Weil er sich nicht wohl fühlt, macht ihm auch Bewegung keinen rechten Spaß mehr. Da setzt er sich lieber in die Wirtschaft oder vor den Fernseher. Und die Muskulatur verkümmert – bis zur „Arbeitsunfähigkeit".

Jahrelang, jahrzehntelang ist ihm, als ob er gar kein Herz hätte. Das tut seinen Dienst in aller Stille und scheinbar in alter Frische. Aber das ist so eine Sache mit dem Herzen – der Super-GAU kommt überraschend und mit ganzer Wucht. Vielleicht gibt es noch kleine Alarmzeichen – ein leichtes Ziehen, ausstrahlende Schmerzen. Doch damit hat es sich dann auch. Wenn vom Herzen das Signal kommt, daß es nimmer mag, dann ist die G'schicht' ernst.

Dabei müßte heutzutage jedermann wissen, was gut tut. Die Leistungssportler zum Beispiel demonstrieren den Zauberkreis, der sich schließt, wenn ein gesunder Mensch (gleich welchen Alters) seinen Körper regelmäßig fordert: Schon nach wenigen Wochen kontinuierlichen Ausdauertrainings saugen die Muskelfasern mehr Sauerstoff aus dem arteriellen Blut. Die Leistungsbereitschaft des Organismus schaukelt sich hoch. Weil der Trainierende den Sauerstoff auch besser verbrennt, fällt bei ihm das müde machende Lactat, die Milchsäure, später an. Er hält länger durch. Gleichzeitig vergrößert sich durch Aktivität das Blutvolumen von durchschnittlich fünf auf sieben bis acht Liter. Und, ist ja logisch: je mehr Blut, desto mehr Sauerstoff.

Auch das Herz „expandiert“. Alles statistisch erfaßt: Ein gesundes Männerherz hat ein Volumen von 750 bis 800 Milliliter; bei Sportlern konstatieren die Mediziner 900 bis 1200, Radprofis bringen es gar bis auf 1700 Milliliter.

Trainierte Herzen hudeln nicht. Gelassen absolvieren sie im Ruhezustand zwischen 35 und 60 Schläge pro Minute. Der Bewegungsmuffel auf der Couch hingegen ist schon froh, wenn es in seiner Brust zwischen 70- und 80mal wummert. Einleuchtend, daß bei dieser Mehrbelastung die Maschine Herz nicht gerade geschont wird.

Fr

Tja, und wenn sich dann dieser Mensch zusätzlich auch noch selbstgemachtem Streß – im Beruf, in der Familie, im ganz alltäglichen Leben – aussetzt, dann riskiert er seine Gesundheit. Es tut einen Schlag. Und danach ist nichts mehr, wie es war.

Vor kurzem habe ich die Geschichte eines Managers gehört, der einen Besucher in seinem Büro im schönen Münchner BMW-Turm empfing. „Nette Aussicht haben Sie auf den Olympiapark“, sagte der. Schon, meinte der Manager, aber davon könne er sich nichts kaufen. Er arbeite seit 17 Jahren in der Firma. Und sei in dieser Zeit noch nie im Park gewesen. Der Streß!

Da hat ihn sein Besucher genötigt. Er schnappte sich den Manager mitsamt dessen Handy, und während sie sich zwischen Wiesen, Hügeln und Sportarenen die Beine vertraten, besprachen sie geschäftliche Dinge. Hinterher konnte sich der Business-Mann überhaupt nicht mehr einkriegen vor Begeisterung. Erstens hatte man prima Ideen gehabt, zweitens fühlte er sich frisch wie schon lange nicht mehr und drittens genoß er ein Gefühl von Freiheit, das er bis dato noch nicht kennengelernt hatte. Es gab also auch ein Leben außerhalb seines Büros. Phantastisch.

Solche Schlüsselerlebnisse braucht jeder, der sich zu sehr von seinem Alltag hat fesseln lassen. Er ist dabei nicht einmal auf einen Anderen angewiesen, der ihm aus der Sackgasse hilft. Wer wieder etwas gelassener – und damit gesünder – durchs Leben spazieren will, kann sich sehr gut selbst helfen.

Das glauben Sie nicht? Kein Problem, ich werde es demonstrieren. Legen Sie Papier und Stift bereit und beginnen mit Nachdenken: Stellen Sie sich einfach Ihren Alltag vor. Die Menschen, mit denen Sie zu tun haben; die immer wiederkehrenden Pflichten und Tätigkeiten...Wovon träumen Sie, was sind Ihre Ziele, was soll aus Ihnen und Ihrer Umgebung in der Zukunft werden? Was haben Sie geschafft, wo haben Sie versagt?

Schreiben Sie das alles auf. Die Dinge, bei denen Sie ein gutes Gefühl haben, kommen in die Plus-Kolonne; wenn Ihnen etwas Unbehagen bereitet, landet es in der Minus-Spalte. Wenn Sie lange genug Inventur gemacht haben, haben Sie Ihre derzeitige Situation ziemlich sauber aufgelistet – auf der einen Seite steht das, was Ihnen gut tut; auf der anderen das, was in Ihrem Leben nichts zu suchen hat.

Natürlich können Sie jetzt nicht Ihrem Chef den Laufpaß geben, bloß weil er auf der Minus-Seite gelandet ist. Aber Sie können sich eine Strategie ausdenken, die Ihnen hilft, seine Gegenwart leichter zu ertragen. Und manches Ziel, hinter dem Sie hergehechelt sind, hat Sie vor allem krank gemacht. Wenn Sie ernsthaft drüber nachdenken, lohnt es sich gar nicht, dafür die Gesundheit aufs Spiel zu setzen. Also, vergessen Sie's.

Ich sage den Leuten immer wieder, daß sie viele Probleme bewältigen können, wenn sie in sich ruhen. Und dafür sind nur sie selbst verantwortlich. „Vier Grundsätze müßt Ihr beachten“, erkläre ich den Leuten. „Und zwar:

- Bewegt Euch, sooft Ihr könnt, in freier Natur. Das kräftigt nicht nur den gesamten Organismus. Es bringt den Sport-Treibenden (auch eine weite Wanderung ist Sport) auf andere Gedanken. Er kann eventuelle Aggressionen abbauen.
- Ernährt Euch vernünftig. Weder stimmt die These, daß Dicke von vornherein lustiger sind als ihre Mitmenschen. Noch kann einer, der sich nicht wohl in seinem mit Giften vollgepumpten Körper fühlt, besonders gut mit zusätzlichem Streß umgehen.
- Denkt positiv! Dann werden sich auch Probleme mit dem unangenehmen Chef besser lösen lassen. Gleich ein bißchen mehr über das positive Denken.
- Versucht Euch mit der chinesischen Lehre des Ausgleichs von positiver und negativer Energie anzufreunden. Wer akzeptiert, daß es ein Ying und ein Yang gibt, ist ein großes Stück auf dem Weg zur goldenen Mitte weitergekommen.

Das mag jetzt ein bißchen arg asiatisch klingen, aber die Chinesen haben es eben besser verstanden, die Bedürfnisse von Körper und Psyche so zu befriedigen, daß sie nicht unter ihrer eigenen Existenz litten. Streß – ein Fremdwort für sie.

Nun werden Sie fragen, wie man „positives Denken“ trainieren kann. Sie müssen Ihre persönlichen Mechanismen entwickeln, die Ihnen über unangenehme Augenblicke hinweghelfen. Mit denen Sie sich auch selbst – wie es in der Sportsprache heißt – „motivieren“ können.

Das funktioniert am besten, wenn Sie Ihre Phantasie aktivieren und sich auf Kommando schöne Gedanken machen. Bei mir läuft das so ab:

Ich isoliere mich und bringe mich in eine anregende Situation (sollte ich den ganzen Tag körperlich gearbeitet haben, dann werde ich mich bequem in einer ruhigen Ecke hinsetzen; habe ich tagsüber gesessen, dann jogge ich gemütlich durch den Wald).

Anschließend stelle ich mir nacheinander vor: einen Indianer, der mit wehendem Haar auf seinem Pferd sitzt und durch die Pärie reitet. Einen Yogi im Schneidersitz, wie er gelassen das Treiben der Welt betrachtet und durch nichts zu beirren ist. Albert Einstein, der die Zunge herausstreckt. Einen großen Maler vor der Staffelei.

All das sind Menschen, denen ich etwas abgucken will. Couragiert, abgeklärt, gescheit, kreativ – das sind erstrebenswerte Eigenschaften. Also rufe ich mir immer wieder die Bilder „meiner“ Idealfiguren in Erinnerung. Dann habe ich etwas, woran ich mich orientieren kann.

Gleichzeitig muß ich mir aber auch immer bewußt sein, daß es den perfekten Menschen nicht gibt. Ich brauche mich nur mit meinen Traumfiguren zu vergleichen, schon ist mir klar, wie unvollkommen ich immer bleiben werde. Und in diesem Bewußtsein werde ich mich nie zu ernst nehmen. Warum also der ganze Streß?

So einfach ist das.

Service

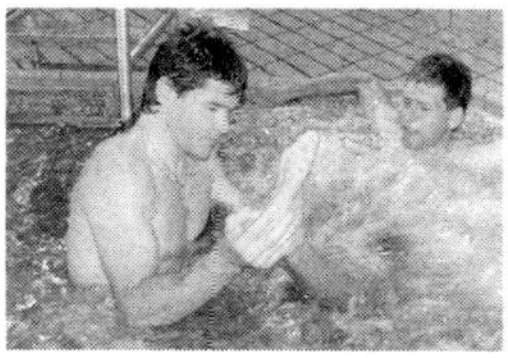

Gymnastik zur Anschauung

- Tips, wie er besser in den Tag kommt (inklusive fünf Übungen, c das Aufstehen leichter machen)
- Gymnastik (instruktiv fotografiert) für alle Körperpartien
- ein spezielles Programm für die Muskeln
- die besten Rezepte aus den gesammelten Gesundheitswoche

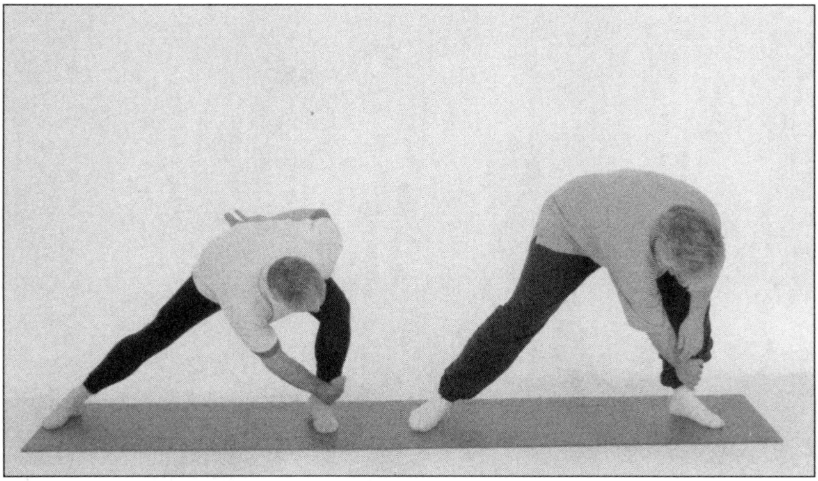

Dehnen der inneren Adduktoren:
Dadurch wird die Wirbelsäule beim Beugen des Knies verlängert

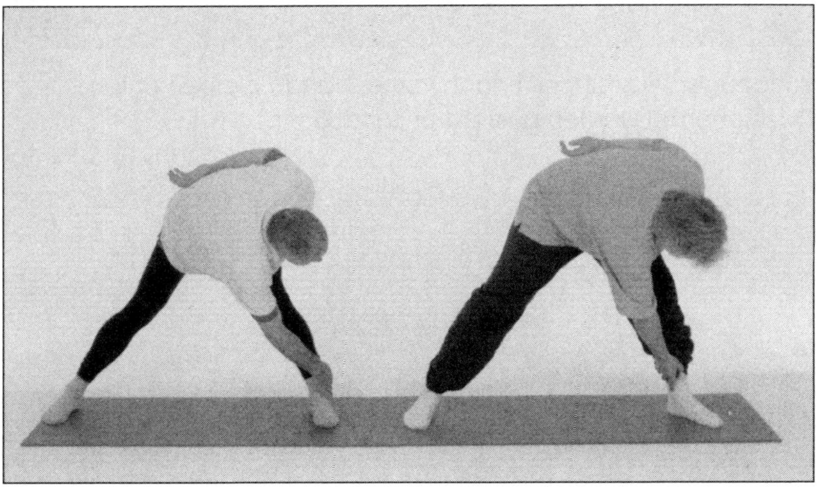

Dehnen der inneren Adduktoren durch die Streckung des Knies und das Greifen zur äußeren Knöchelseite.

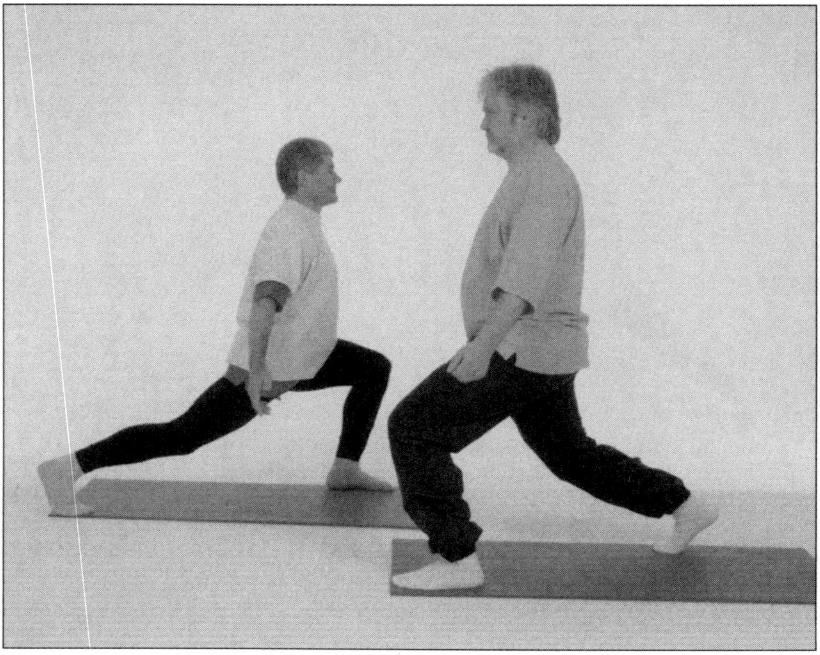

Hüftbeuger: Ausfallschritt nach vorne, Hände bleiben unten, Oberschenkel werden gestärkt und gedehnt.

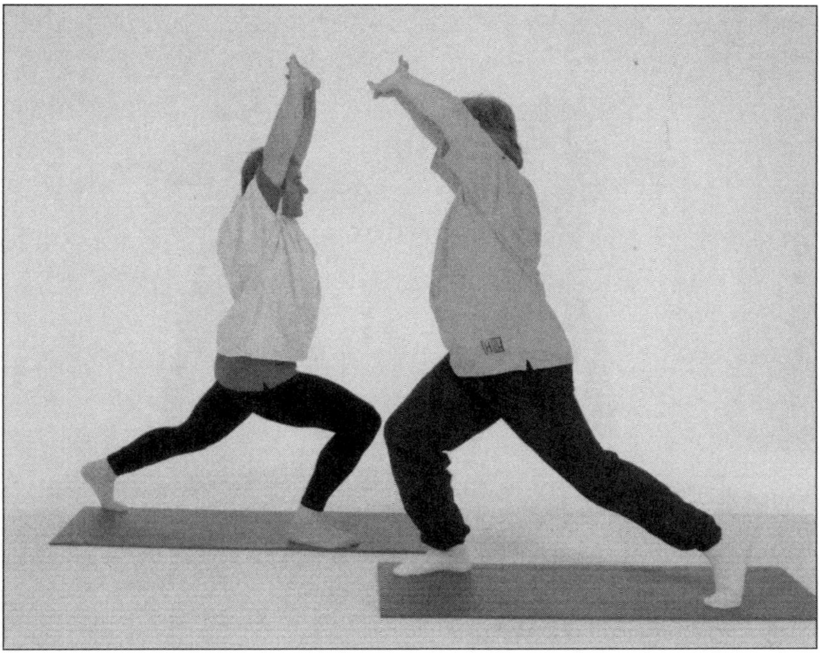

Hüftbeuger: Ausfallschritt wie gehabt. Die Wirbelsäule wird durch die nach oben gestreckten Hände gänzlich gestreckt.

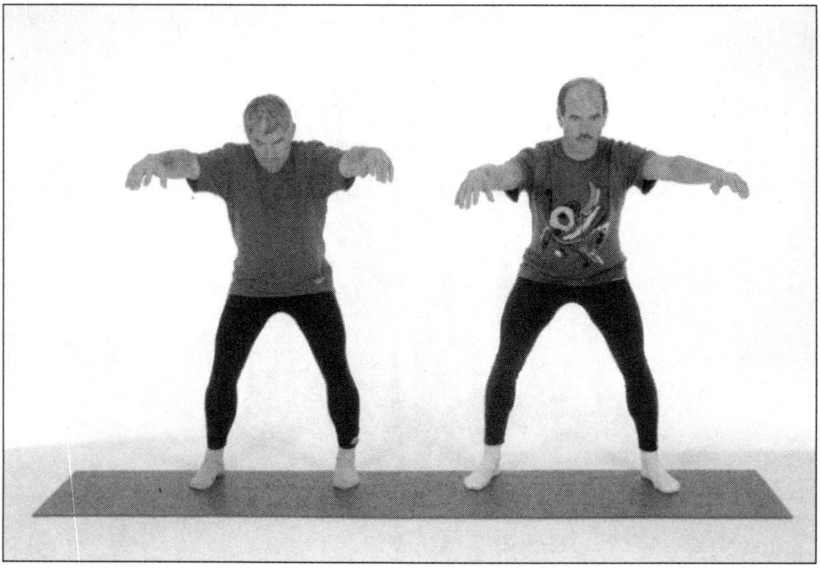

Grundstellung, Beine leicht angewinkelt:
in die Abfahrtshocke wechseln (a)
und die Arme nach hinten in die Skispringerhocke drücken (b).
Dehnt die Beinmuskulatur, entlastet die Bandscheibe.

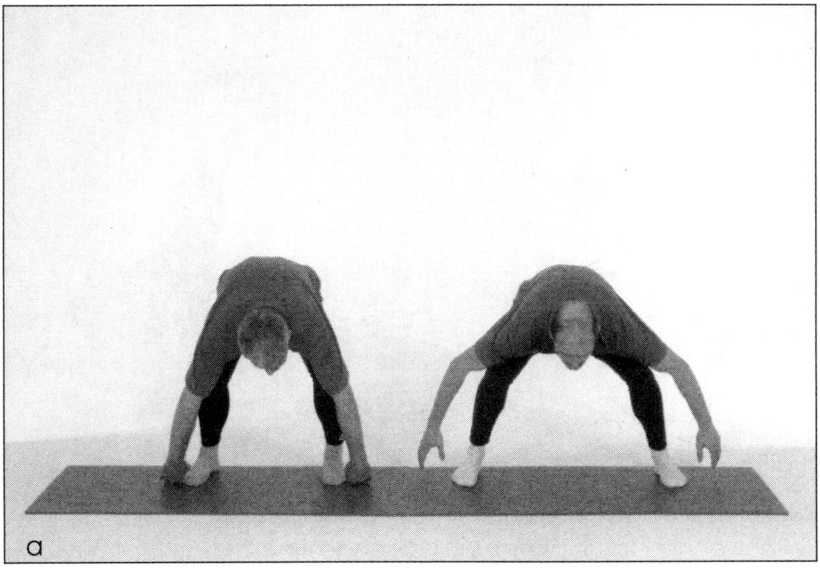

a

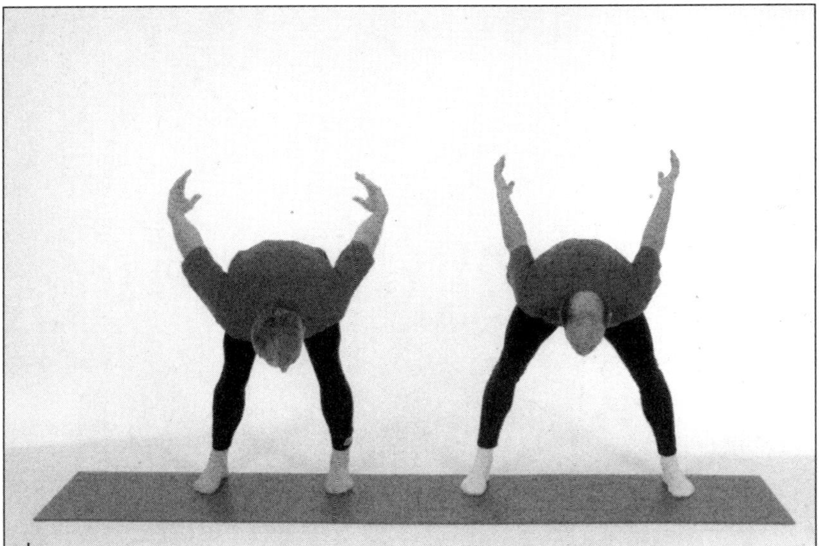

b

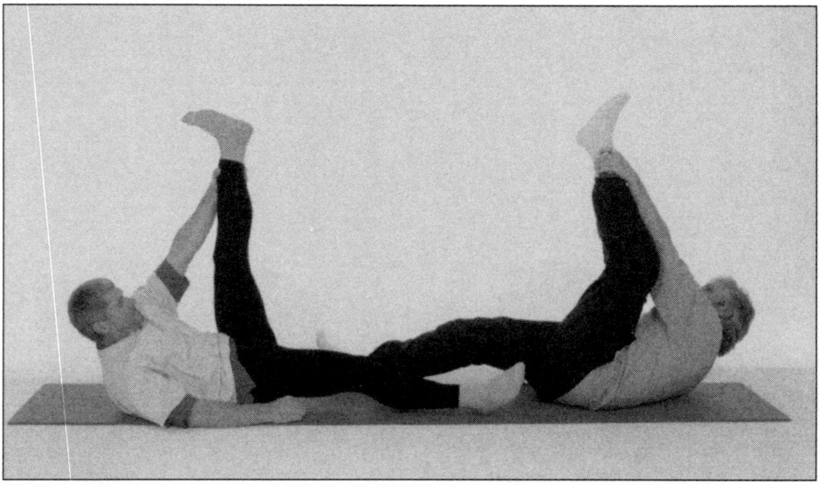

Rückenlage, linker Arm greift linkes Sprunggelenk.
Seitenwechsel (a). Optimal sind durchgestreckte Gliedmaßen.
Dann beide Beine in die Höhe und halten (b).

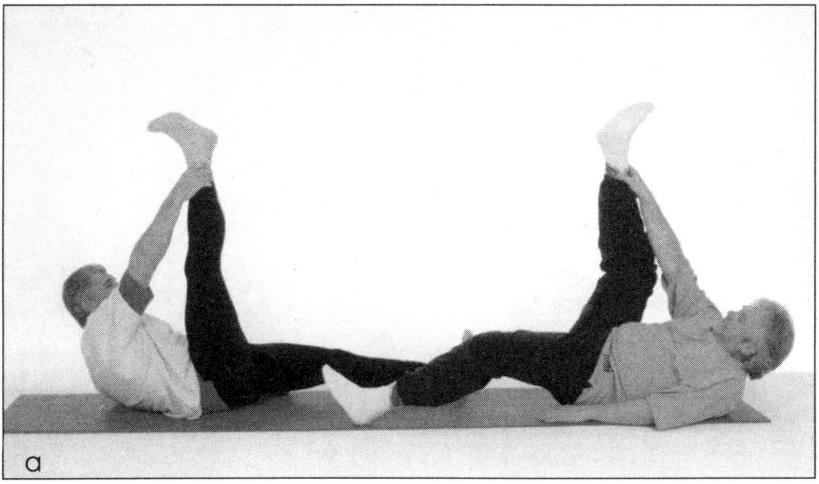

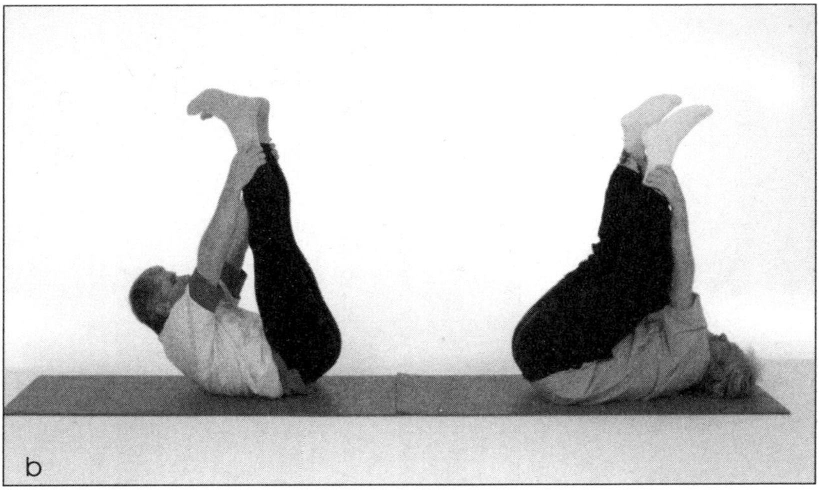

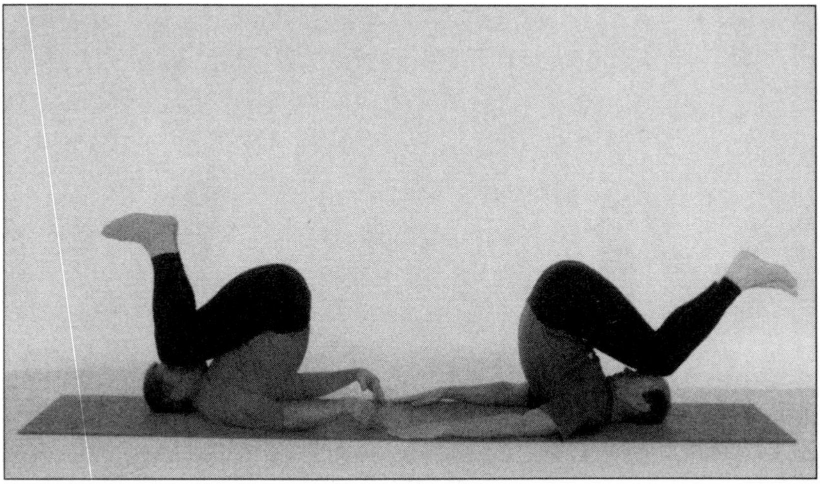

Schulterstand mit gebeugten Beinen.

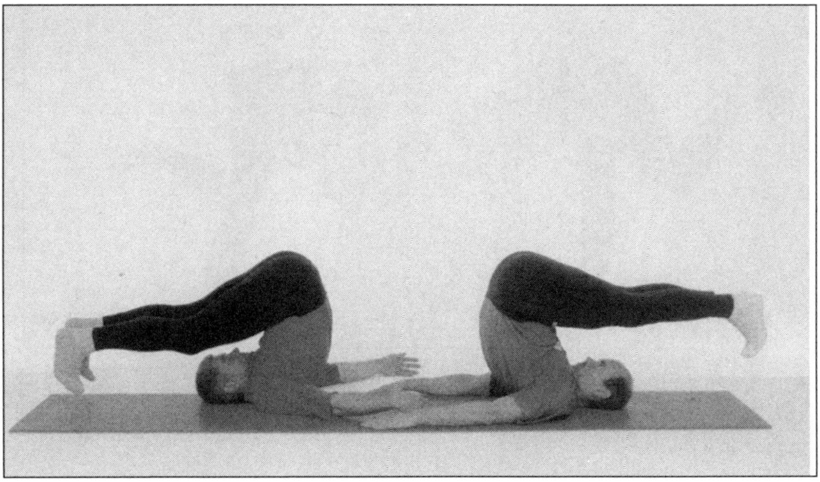

Knie auf Kopfhöhe bringen und dann durchstrecken.

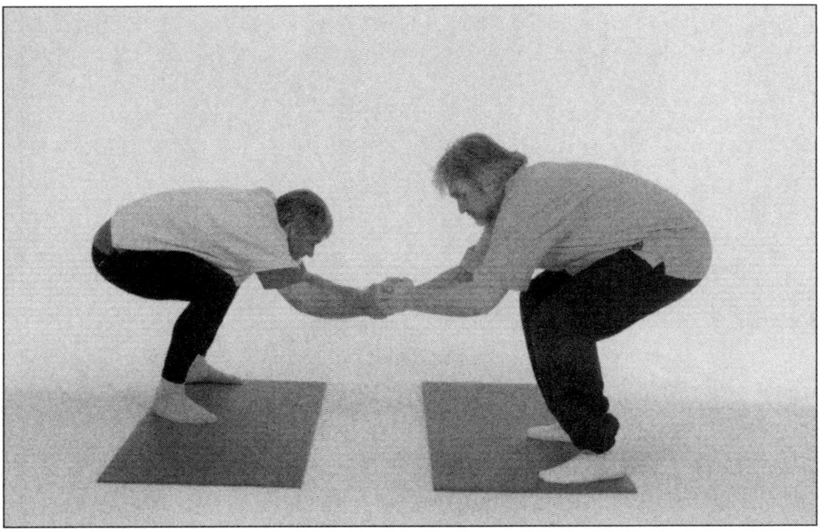

Abfahrtshocke. Solange halten, bis es „brennt".
Stärkung der Oberschenkelmuskulatur und Lockerung des Rückens.

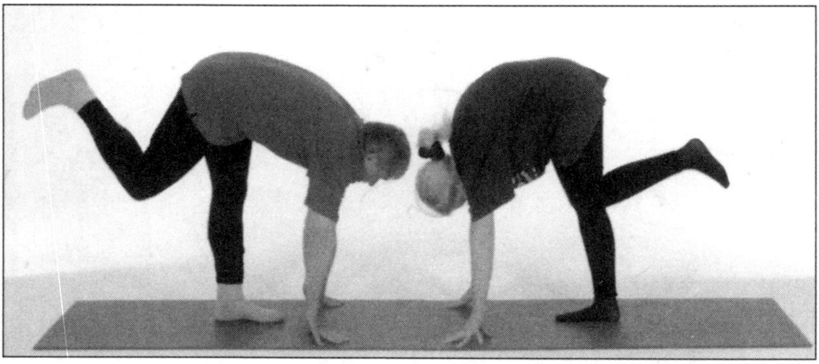

Hände auf dem Boden. Auf einem Bein stehen.
Das Standbein je fünfmal beugen und strecken.

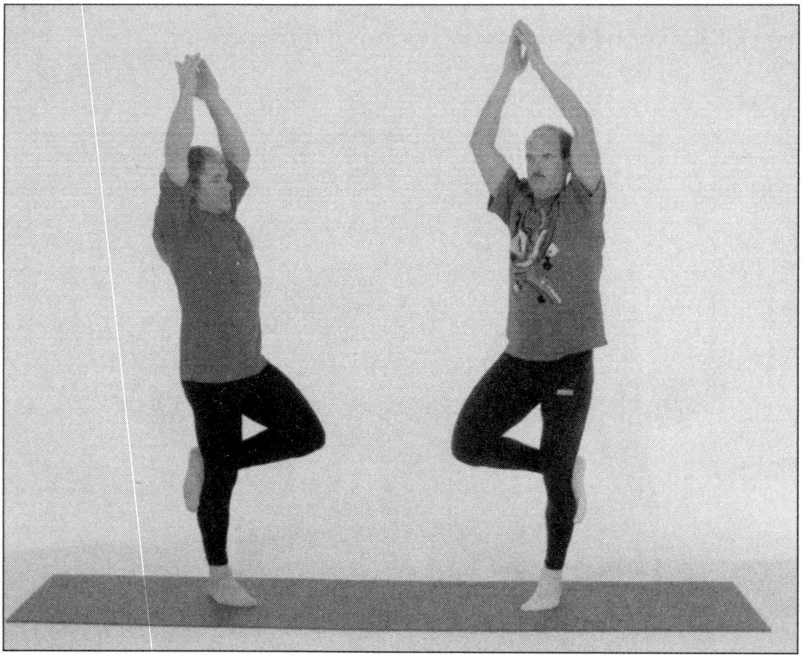

Gleichgewichtsübung als Finale des Oberschenkeltrainings.
Eine Minute in der Balance bleiben

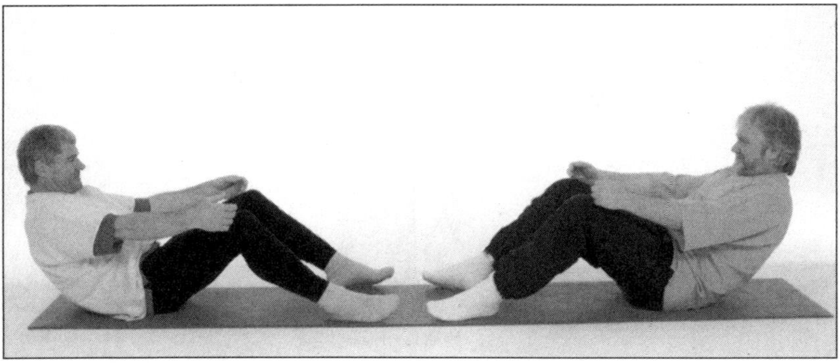

Gut für die Bauchmuskulatur: Rückenlage, Beine angewinkelt, Fuß flach auf de Boden.
Der Oberkörper wird aufgerollt, bis die Hände über den Kniescheiben liegen.

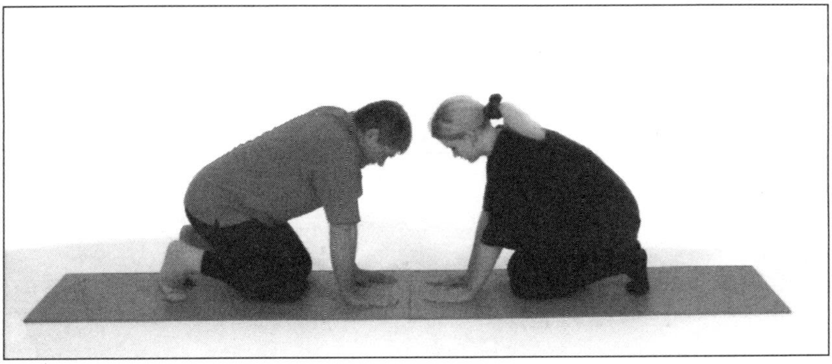

Kniestand auf dem Sprunggelenk, das dadurch gedehnt wird. Außerdem wird die Wirbelsäule entlastet.

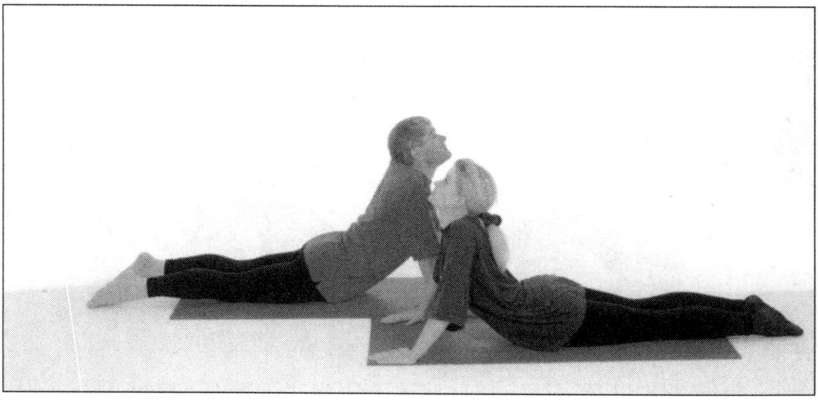

Bauchlage. Die Beine sind entspannt;
die Arme drücken den Oberkörper langsam nach oben. Die Verkürzung der Muskulatur macht den Rücken „weich".

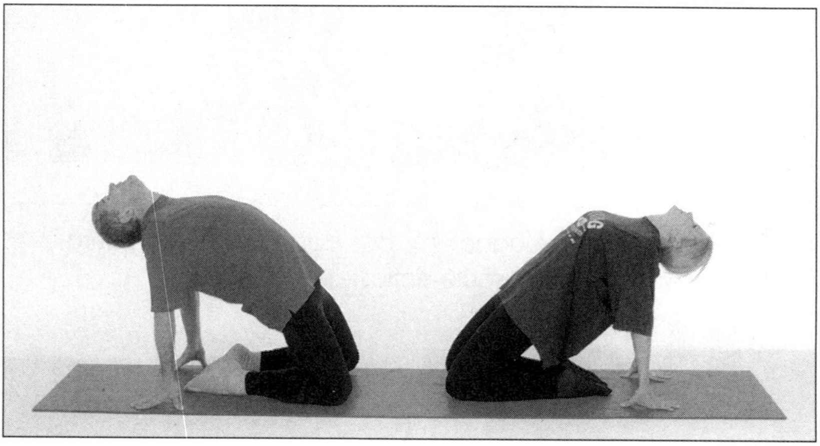

Kniestand. Hände liegen auf dem Boden.
Wirbelsäule wird verkürzt, Brust und Oberschenkel werden gedehnt

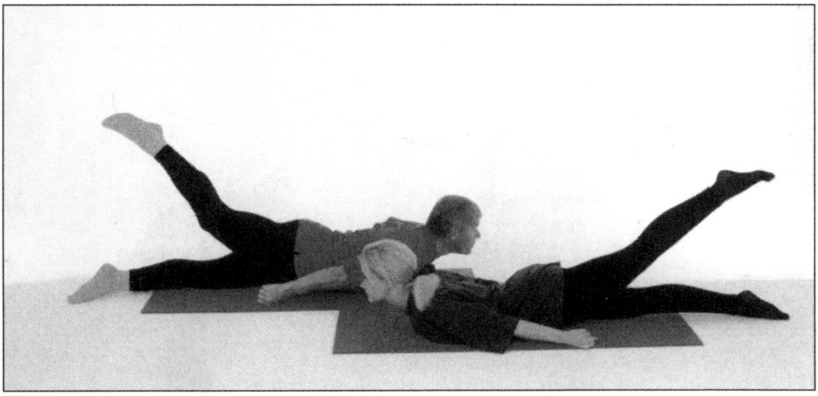

Wieder Bauchlage. Hände liegen neben der Hüfte.
Das linke Bein und der Brustkorb werden angehoben.
Seitenwechsel.

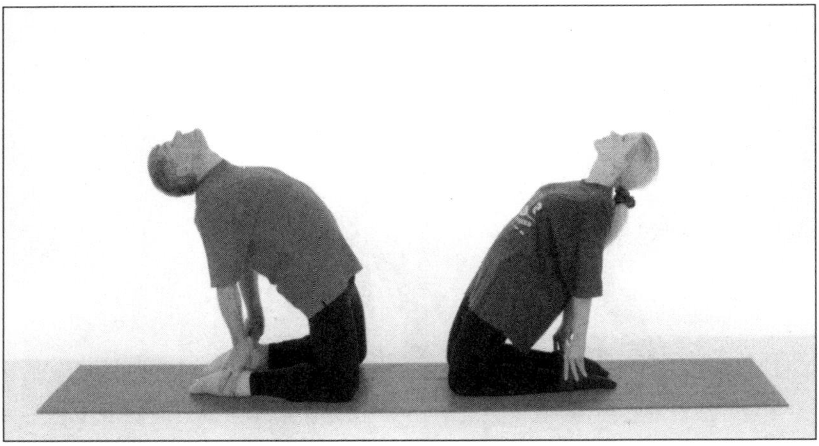

Für „Experten" die schwierigere Version
mit den Händen, die an die Fersen greifen.

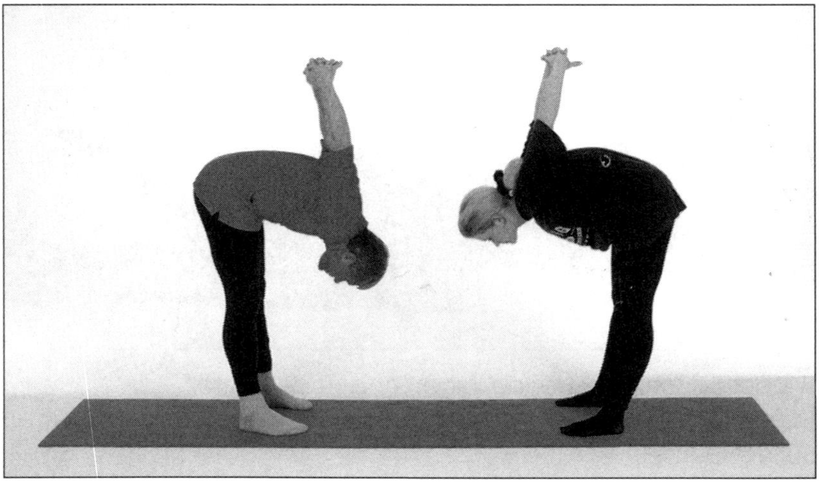

Grätschstand. Aus dem Hohlkreuz in die Beugung wechseln. Zur Komplettierung der Dehnung die Arme nach oben durchstrecken.

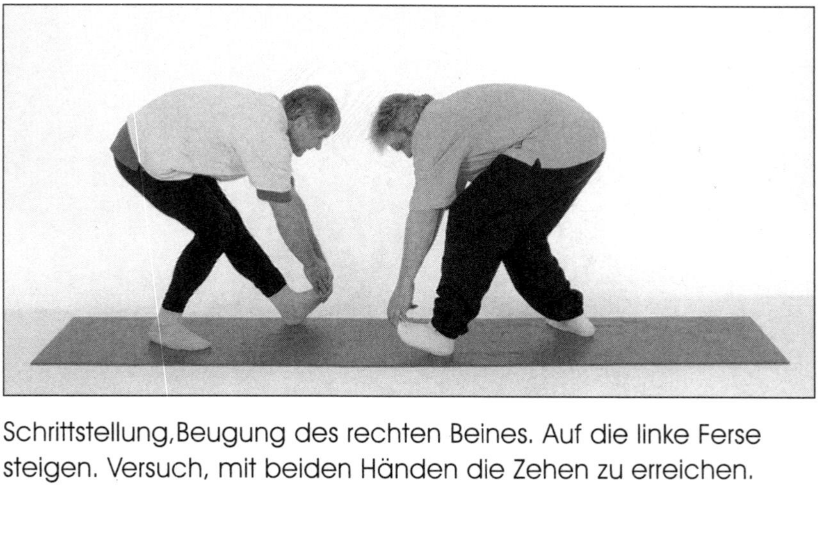

Schrittstellung,Beugung des rechten Beines. Auf die linke Ferse steigen. Versuch, mit beiden Händen die Zehen zu erreichen.

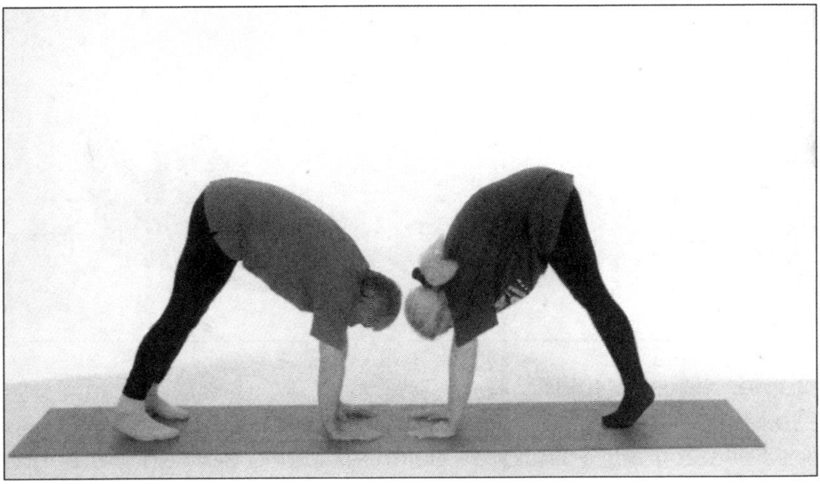

Hohe Brücke – die Beine und Arme sind durchgestreckt – versuchen, Hände und Füße flach aufzustellen.

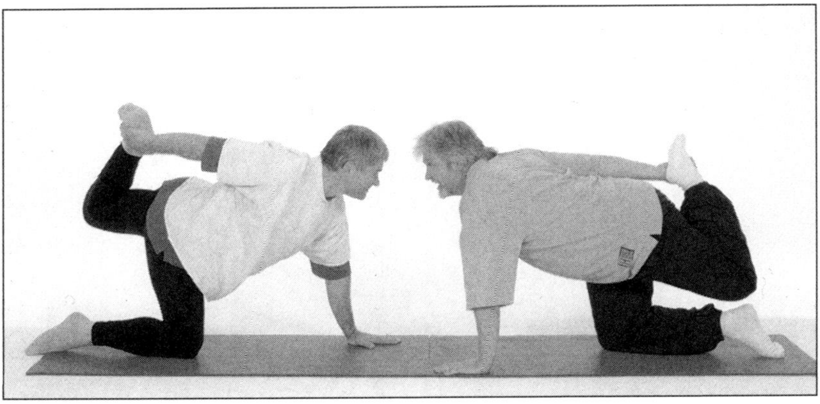

Vierfüßlerstand. Rücklings überkreuz den Fuß fassen und hochziehen.

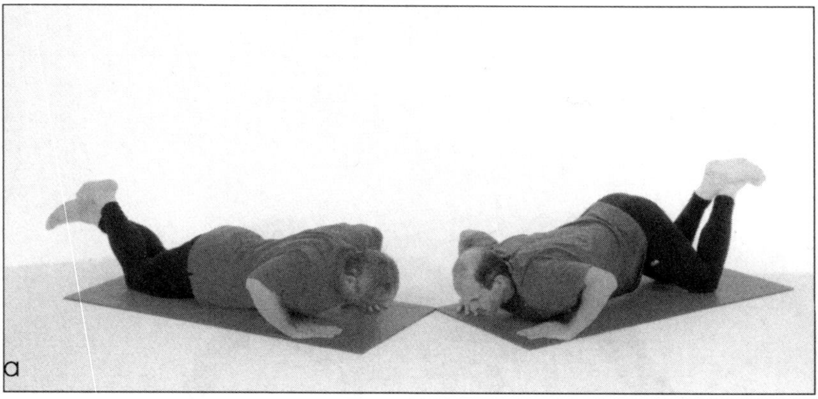

Damenliegestütz (plus a).
Die Männerliegestütz ist für die Fortgeschrittenen (b):
Auf Seite 264/265 Variationen durch Änderung der Handstellung.
Am schwierigsten ist die Übung auf dem Handrücken (c-h).

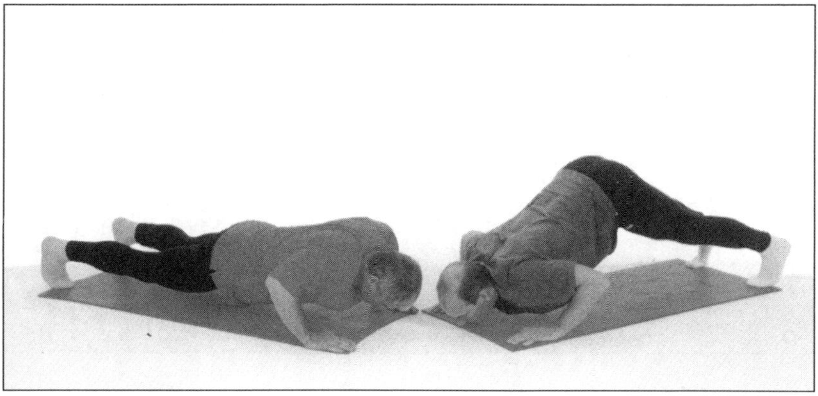

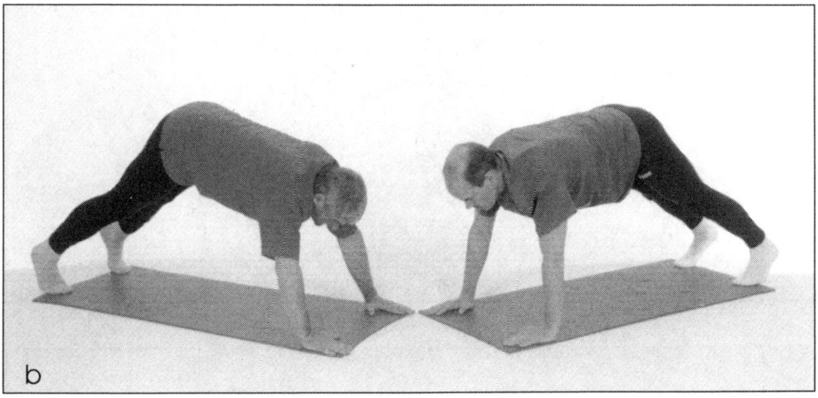
b

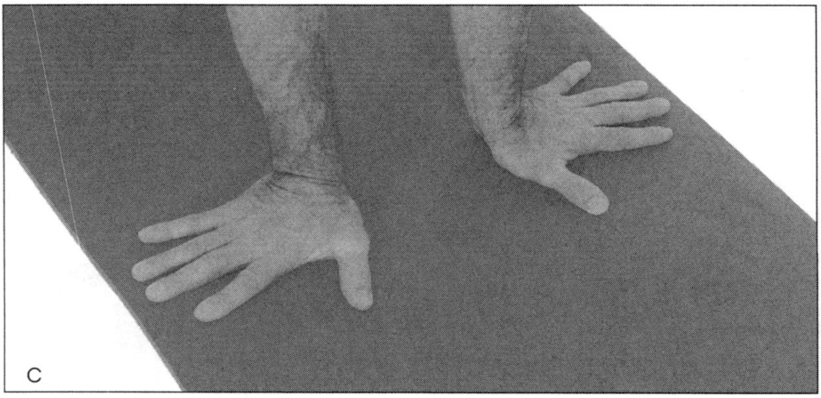
c

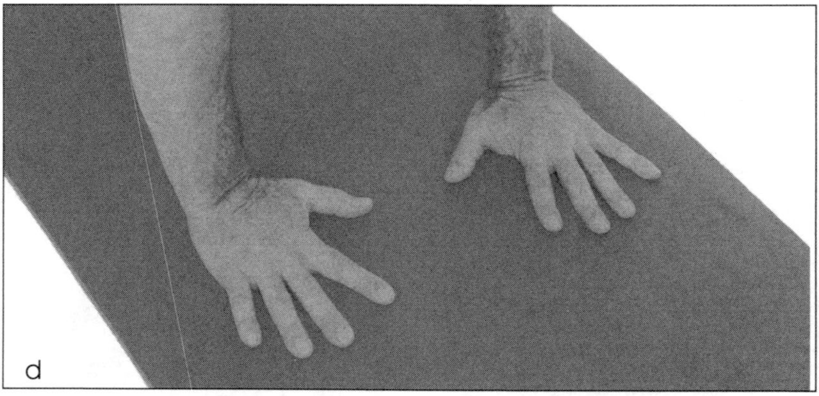
d

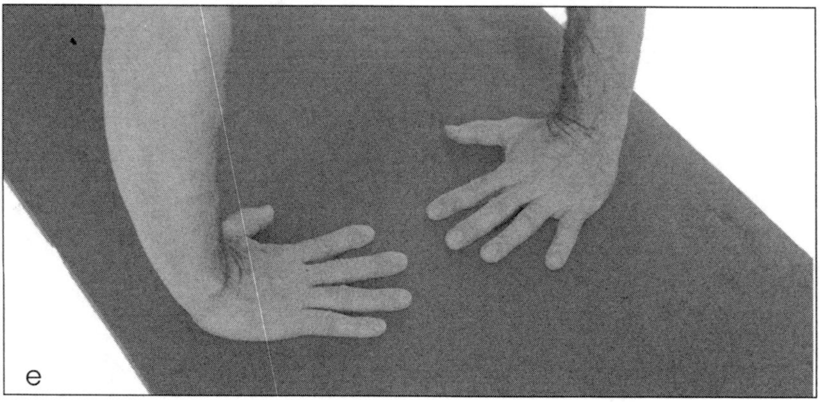
e

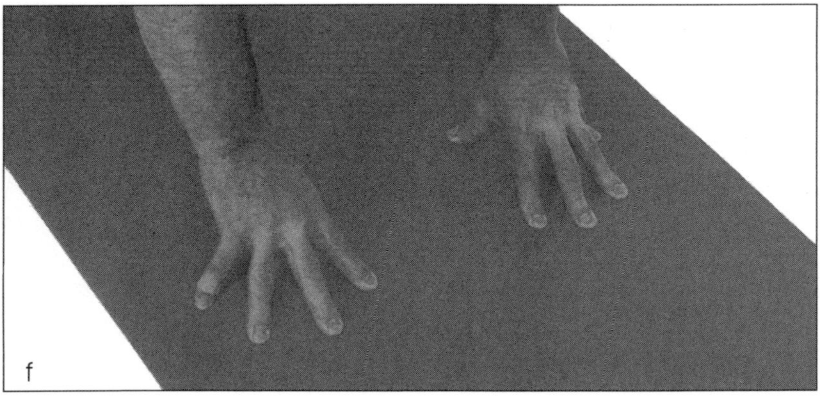

f

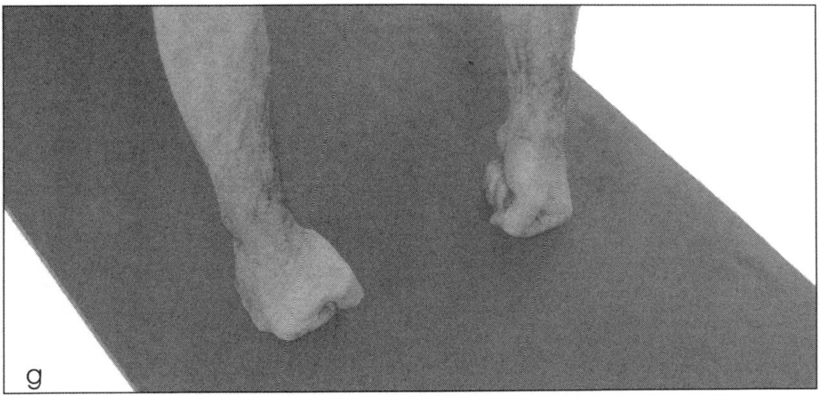

g

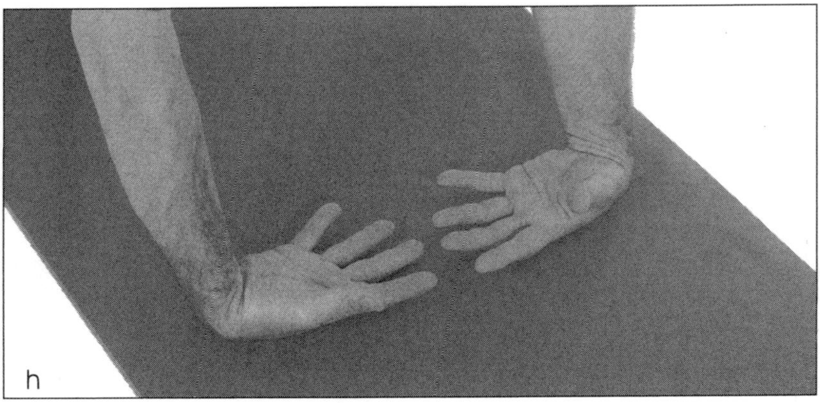

h

Zum Auslaufen

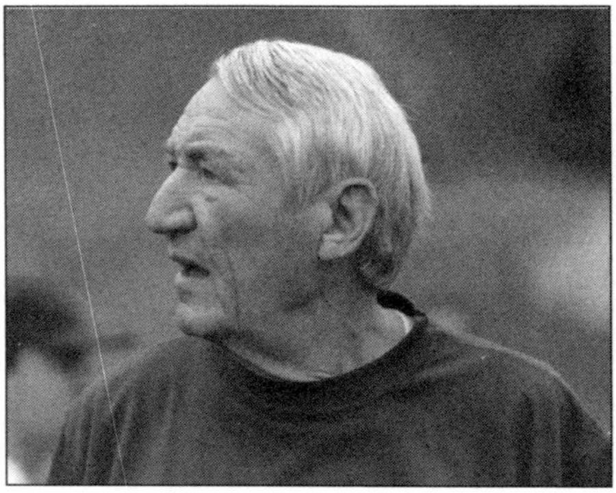

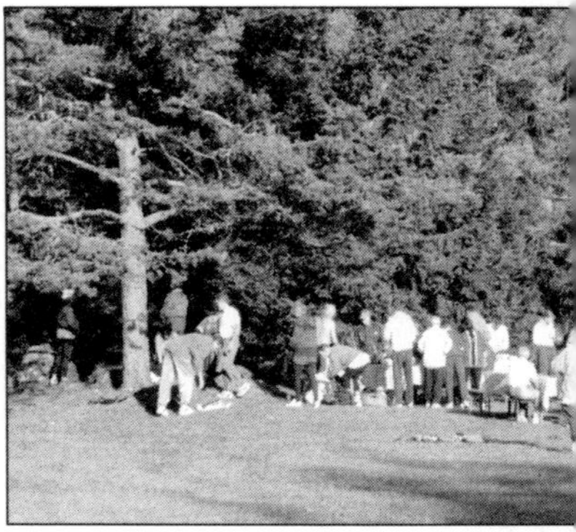

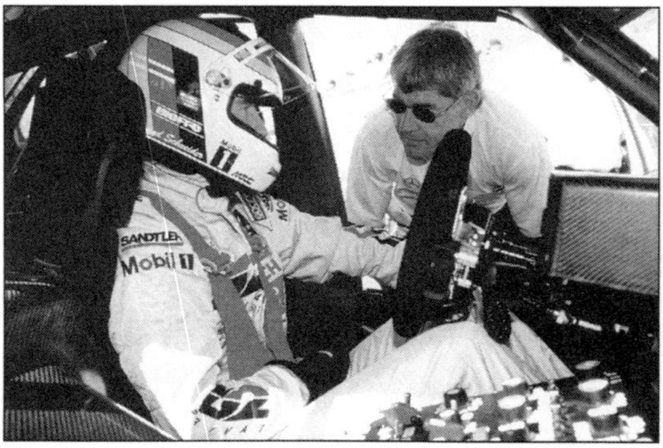

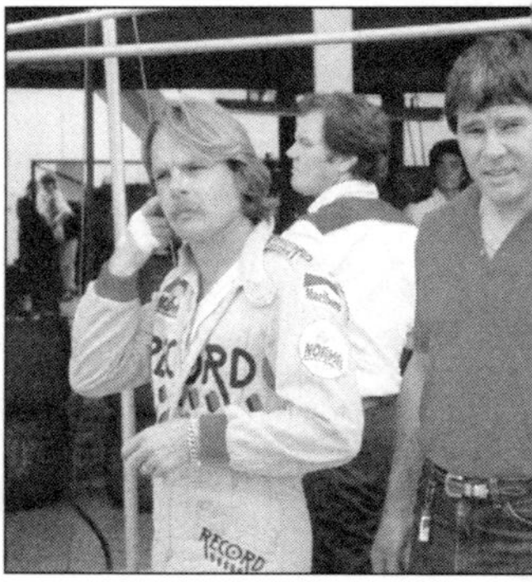

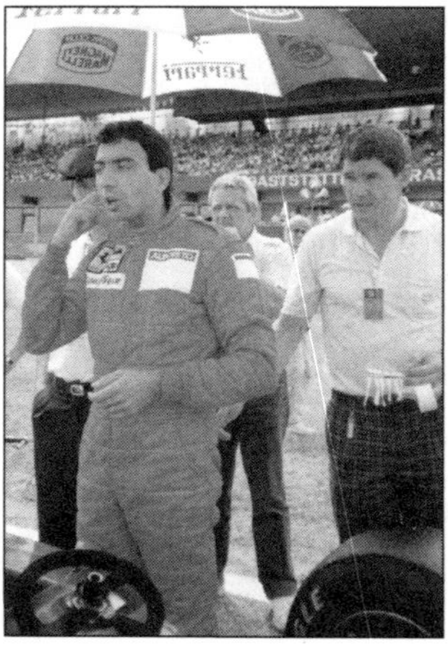

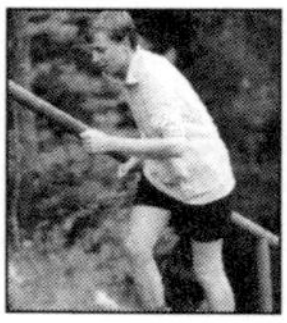

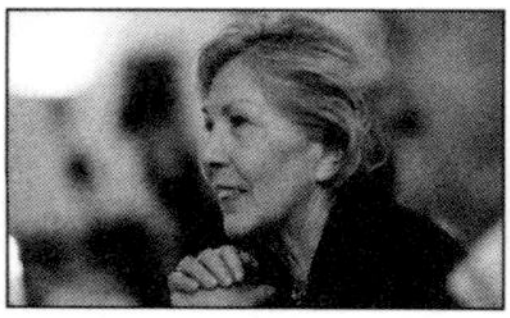

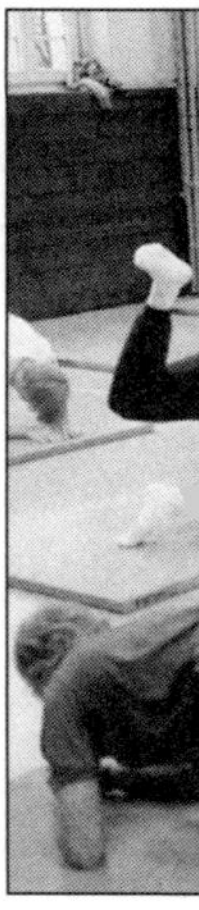

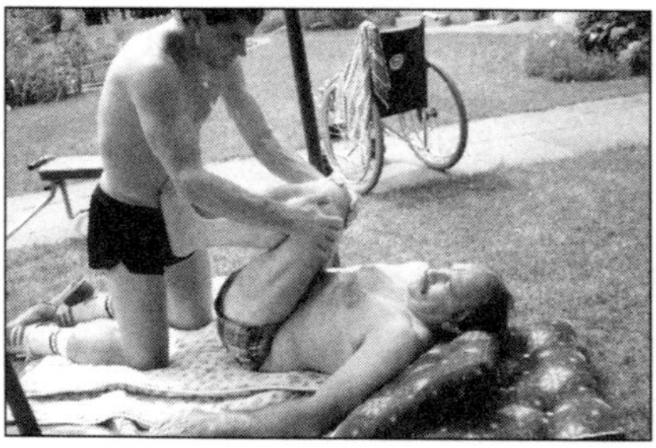

"Er ist der Meister - sogar das Rauchen mußte ich aufgeben"

Keke Rosberg, Formel-1 - Weltmeister

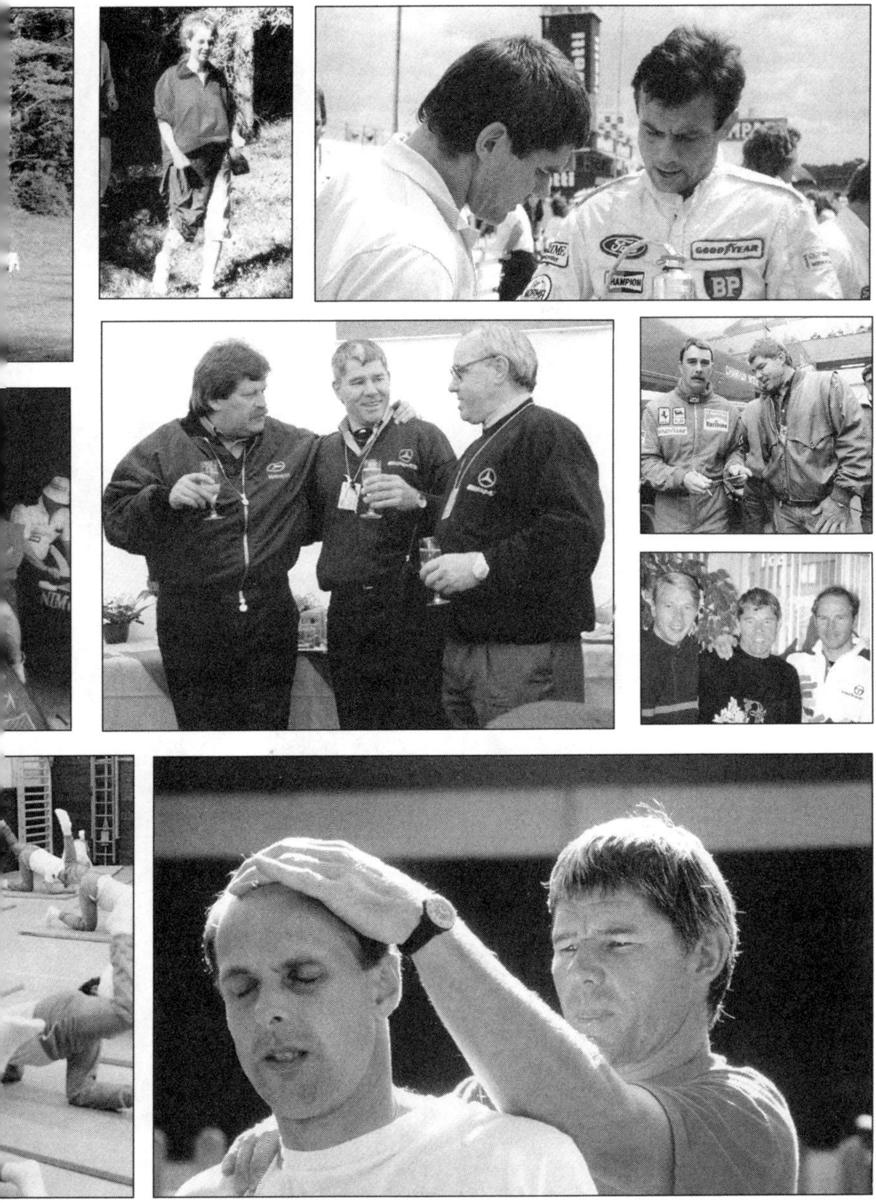

Toni Mathis und seine Freunde bei der Arbeit: Während der Gesundheitswoche fordert er vom 72jährigen Fritz (links oben) genauso Leistung wie vom Ehepaar Homann auf der Treppe und im Wald. Auch im Rennzirkus ist er ein begehrter Mann.

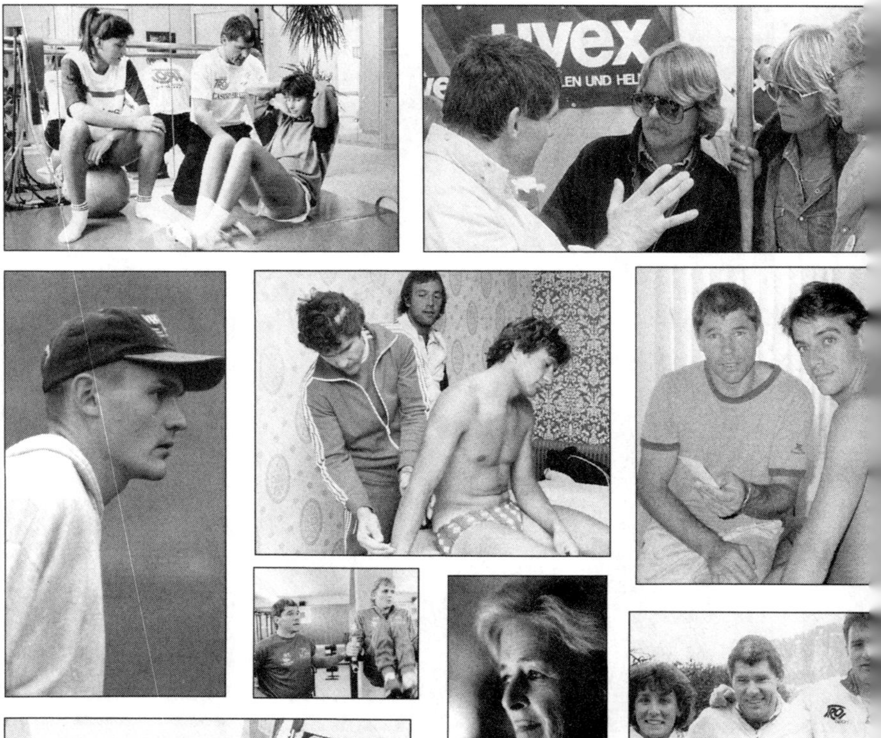

"Er schult das Empfindungsvermögen für Lust und Schmerz"

Mika Häkkinen, Formel-1 - Weltmeister

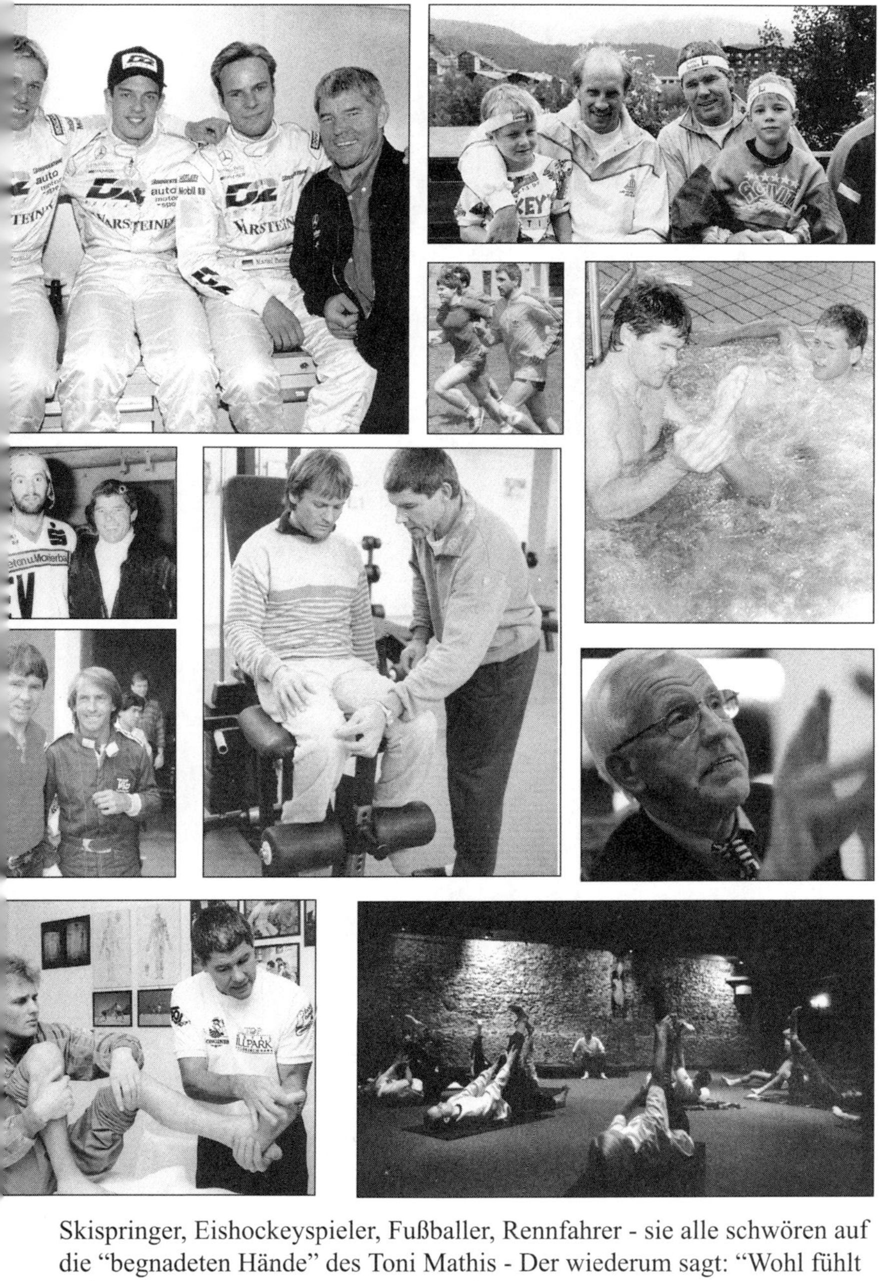

Skispringer, Eishockeyspieler, Fußballer, Rennfahrer - sie alle schwören auf die "begnadeten Hände" des Toni Mathis - Der wiederum sagt: "Wohl fühlt sich nur, wer Körper und Geist in Einklang bringt."

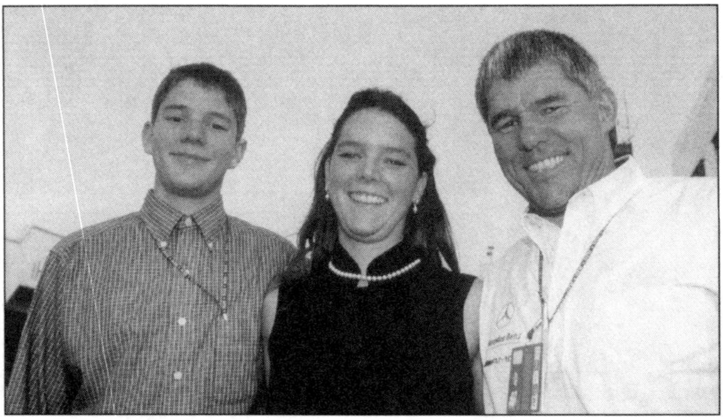

...an die Familie

Danke

„In Freud und Leid eine starke Familie“

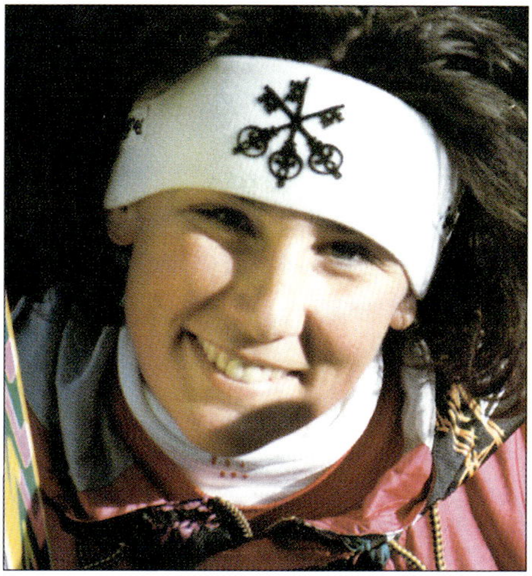

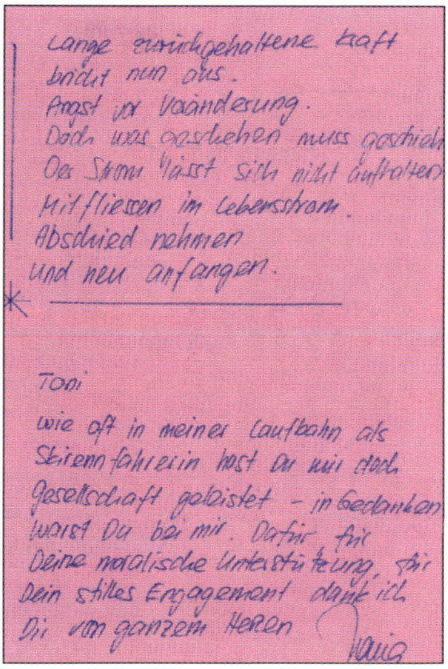

Lange zurückgehaltene Kraft
bricht nun aus.
Angst vor Veränderung.
Doch was geschehen muss geschieht
Der Strom lässt sich nicht aufhalten
Mitfliessen im Lebensstrom.
Abschied nehmen
und neu anfangen.

Toni

wie oft in meiner Laufbahn als
Skirennfahrerin hast Du mir doch
Gesellschaft geleistet – in Gedanken
warst Du bei mir. Dafür, für
Deine moralische Unterstützung, für
Dein stilles Engagement dank ich
Dir von ganzem Herzen

"Wahre Meister sind bescheiden - so wie Mika"

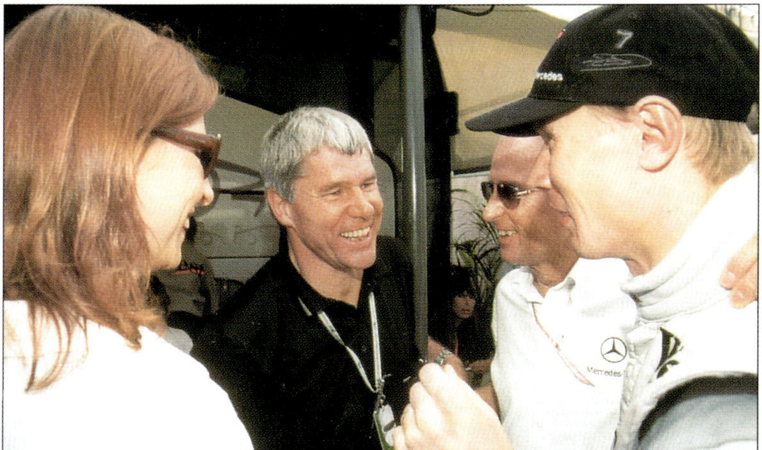

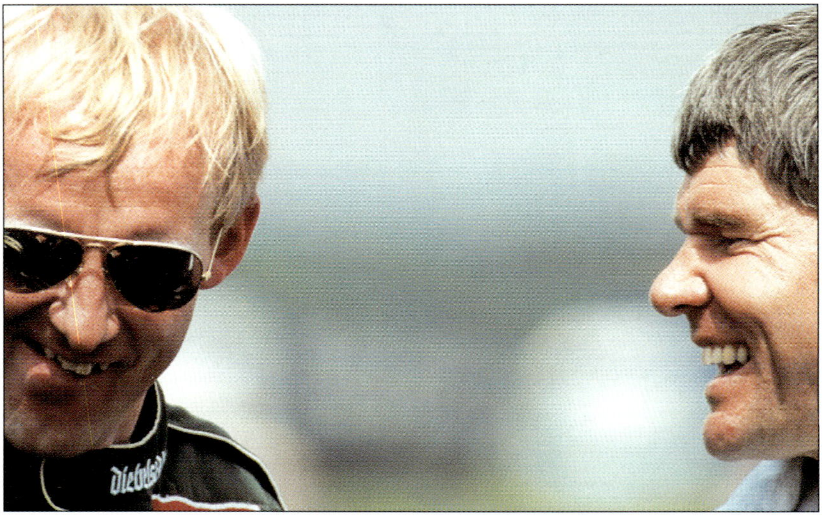

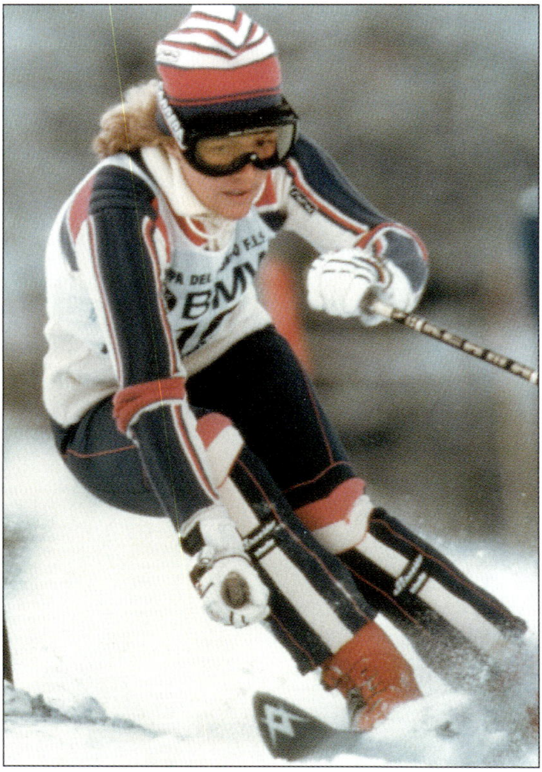

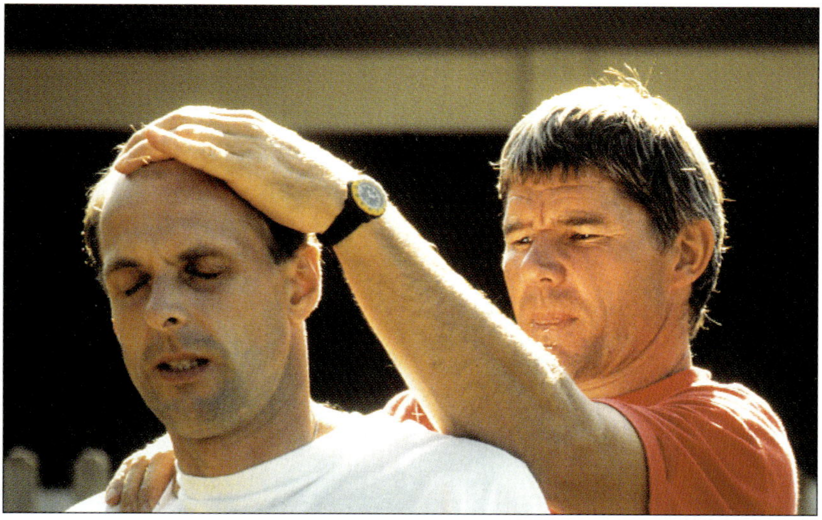

"Du mußt für deinen Körper arbeiten"

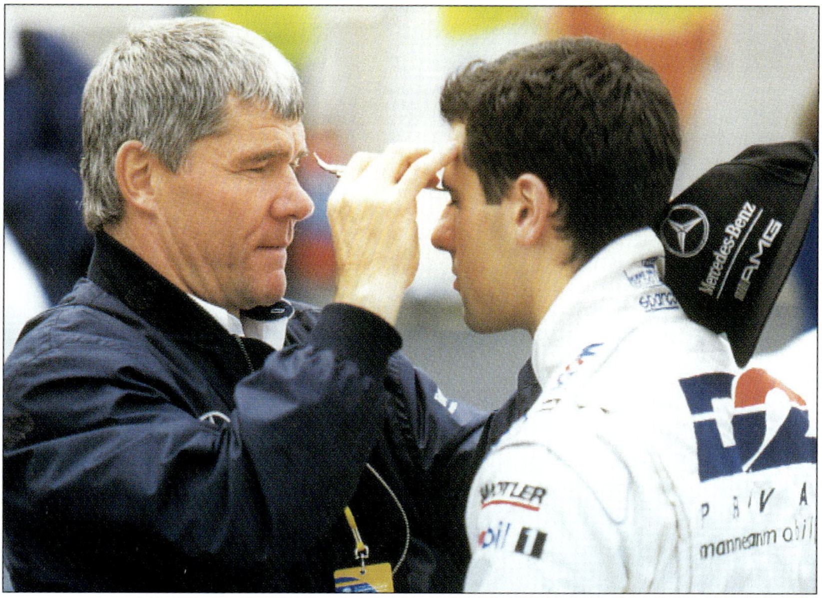

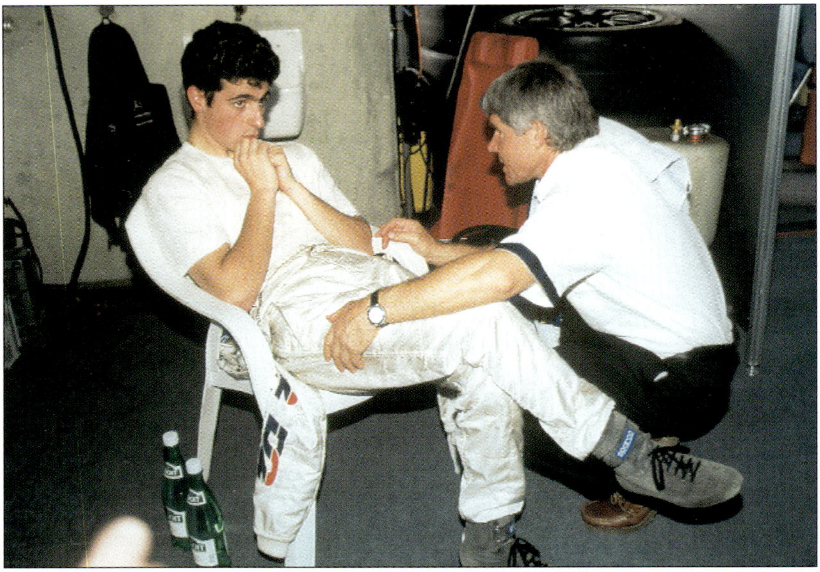

"Aus Kunden werden Freunde"

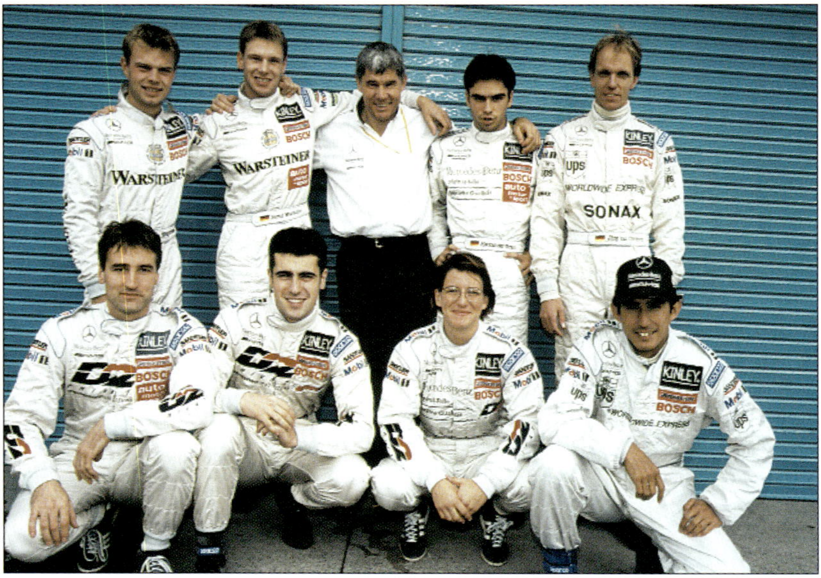

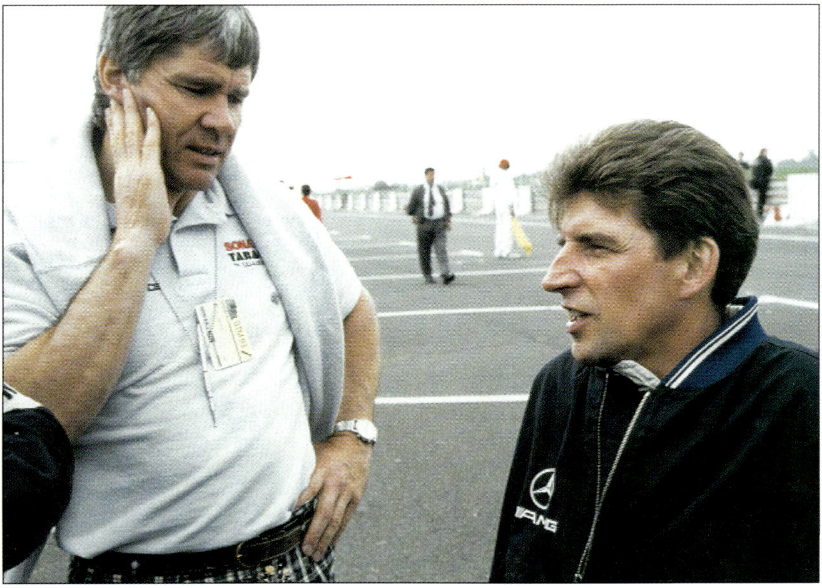

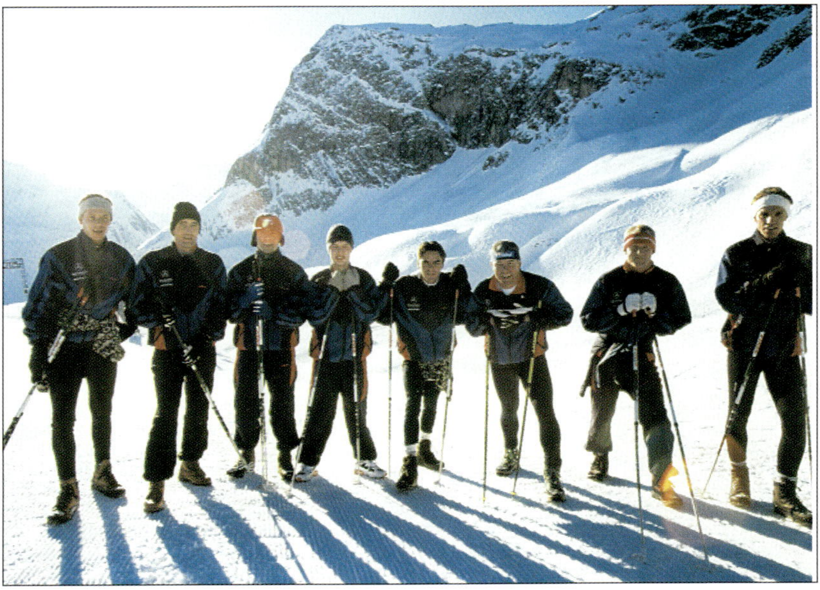

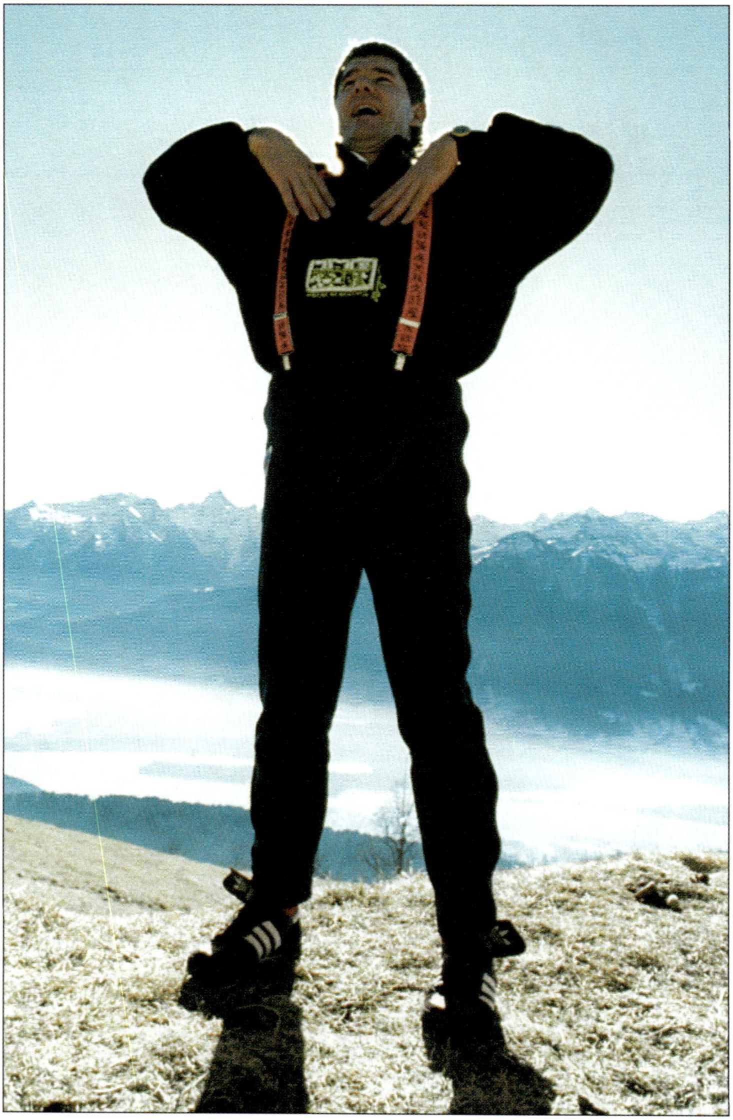

Der "Meister" in seinen Bergen

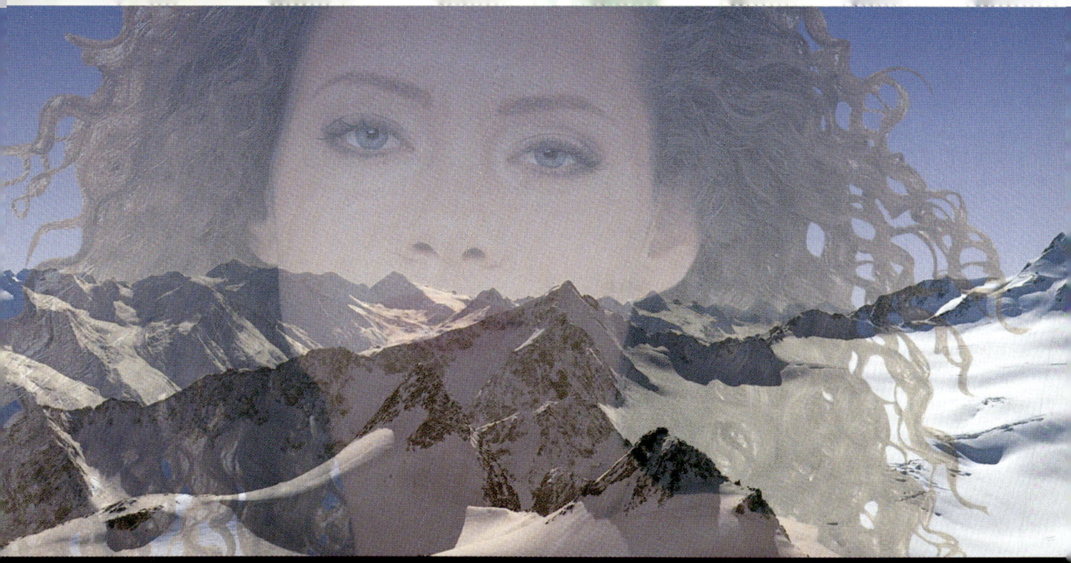

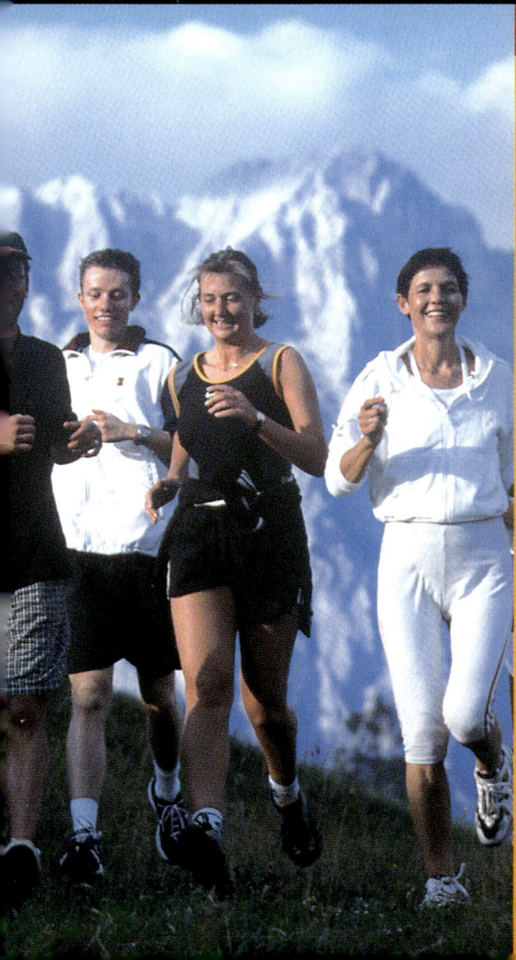